版权声明

Lost in Transmission:
studies of trauma across generations

心理创伤的代际传递

［美］M. 杰拉德·弗洛姆　著
（M. Gerard Fromm）

吴和鸣　译

中国轻工业出版社

图书在版编目（CIP）数据

心理创伤的代际传递／（美）M.杰拉德·弗洛姆
（M. Gerard Fromm）著；吴和鸣译. —北京：中国轻
工业出版社，2021.7（2025.1重印）

书名原文：Lost in Transmission: studies of trauma
across generations

ISBN 978-7-5184-3413-8

Ⅰ.①心… Ⅱ.①M…②吴… Ⅲ.①精神疗法
Ⅳ.①R749.055

中国版本图书馆CIP数据核字（2021）第033183号

责任编辑：朱胜寒　　　　责任终审：腾炎福
文字编辑：王雅琦　　　　责任校对：刘志颖
策划编辑：阎　兰　　　　责任监印：吴维斌

出版发行：中国轻工业出版社（北京鲁谷东街5号，邮编：100040）
印　　刷：三河市鑫金马印装有限公司
经　　销：各地新华书店
版　　次：2025年1月第1版第4次印刷
开　　本：710×1000　1/16　印张：14.25
字　　数：150千字
书　　号：ISBN 978-7-5184-3413-8　定价：58.00元
读者热线：010-65181109
发行电话：010-85119832　　010-85119912
网　　址：http://www.chlip.com.cn　http://www.wqedu.com
电子信箱：1012305542@qq.com

致特雷、凯、利奥和伊丽莎，
希望所有创伤的代际传递都是精彩的，
而那些不精彩的传递都会变得有意义。

译 者 序

当提及原生家庭对个体的影响时，我们指的是什么呢？我们需要对自己所说的内容保持觉察，然后穿过可能存在的情感阻碍与思想屏障，让自己敞开，并在更真实的现实与心灵中折返、流转。

承认原生家庭对个体存在影响，也就"默认"了创伤的代际传递。原生家庭的诸多情境都有其起源，本书也提供了许多例证。当我们转移关注的焦点，将几代人的命运纳入视野，就不难发现过去和现在的界限变得模糊了，受害者与迫害者的角色也发生了混淆——我们处于强迫性的重复和轮回之中。

在此意义上，创伤的代际传递并不是一个要加以证明的现象，而是一个普遍的存在。谈论创伤的代际传递，不是要"把水搅浑（muddied the waters）"，而是去面对客观存在。也正因为有了这样的认知，我们获得了对创伤的深度理解。

或许可以说，重点已经不是确认是否存在创伤的代际传递，而是对我们所面对的诸多现象——包括来访者的和我们自己的——始终保持好奇与敏感，去充满热情地倾听，发现它们之间的内在联系。除此之外，还有什么途径让我们可以接近、触碰那些已然存在的伤痛？如果真有所谓的"疗愈"，我们又怎样能绕过创伤的代际传递这一议题？

创伤的代际传递让我们思考创伤的主体为何。我们相信个体不是孤立的存在，而是处于各种系统、各种关系之中，但我们又往往以个体为中心去评估和干预心理创伤。对于心理创伤代际传递的关注，使一个新的创伤主体显露出来。这个主体不是单一的个体或是家庭，而是由"个体-家庭"构成——

其中的"个体"包含家庭中所有成员。

我对创伤代际传递的描述是:"祖辈或父辈经历了许多事情,但是他们没有表情;我们有许多情绪,包括抑郁、焦虑或者恐惧等,但不知道发生了什么。"此处的"表情"是动词,指表达情绪、情感,"没有表情"就是常见的沉默。我这句话的意思是,把几代人结合起来才能让我们(包括祖辈、父辈)知道自己在经历和体验着什么。创伤的承受者必然是一个复杂的主体,它是法国哲学家阿兰·巴迪欧(Alain Badiou)事件哲学意义上的主体,这个主体出现在事件之后。

"个体-家庭"在面对外部世界,外部世界是相对于"个体-家庭"而存在的。例如,是消防员的整个家庭在面对"9·11"事件的重建工作,集体的、大群体的创伤最终是"个体-家庭"的创伤。本书多次提到"家庭的秘密",它代表着心理创伤,是心理创伤的一种存在形式,是没有表情的表情。它属于个体,也属于家庭。那些未曾言说的秘密封锁住了几代人,当秘密终究被揭开时,我们重新认识彼此,也重新认识自己。这个过程是艰难的——走向言语化的过程是艰难的,言语化之后也是艰难的。当知道祖母是犹太人之后,阿格涅丝卡(Agnieszka)说:"我已经迷失了自我";瑞吉娜(Regina)也是如此:"得知母亲是犹太人后,我很难搞清楚我是谁"。

"我是谁"是一个重要的身份认同问题,心理创伤导致断裂,出现"肯定(Bejahung)"中的否认,破坏了自我的连续性与统一性。或者反过来说,心理创伤标记了一个特殊的身份认同,形成了特殊的家庭氛围,维系了特殊的关系,从而影响所有的家庭成员。作为创伤主体的"个体-家庭"艰难地回到历史,寻根溯源,在迷失中梳理"大历史""小历史",成为家族的、自己的"历史学家"。

变化发生在面对创伤、追寻真相的过程中,体现了精神分析的探索精神,也反映了精神分析与文学艺术、历史学等的内在联系与一致性。除了巨大的、剧烈的群体创伤,还有存在于大众生活中的各类事件;除了大量的临床观察，还有文学的、历史的非临床样本；除了表现为治疗室中各种严重症状的创伤代际传递，本书还描述了表征在性格特征、生活习惯，甚至日常语言中的创伤代际传递。

在第九章，作者饱含深意地问："我们是堂吉诃德吗？"当事人是堂吉诃德，分析师是，塞万提斯也是，我们都是。或者说我们的移情是堂吉诃德——我们要有与风车作战的坚韧精神，要像堂吉诃德和桑丘一样"聊了又聊"……

在第十二章，通过解读简·方达的自传，作者最后写道："这也再次提醒心理健康专业的从业人员，临床心理工作与传记密切相关，它记录了非常隐私的、神圣的历史，这些历史都被社会排除在外。"

总之，面对创伤的代际传递，我们需要秉持更为开放的态度，从既定的父母、分析师、督导师等身份及设定的专业界限中走出来，以主动的开放性，进入创伤导致的断裂的怀抱中。

"人若不能表达，就无法保持沉默（Where of one cannot speak，there of one cannot stay silent）"，传递始终在进行。所传递的不仅是痛苦，也是疗愈的智慧与力量。更重要的是，传递的是经历创伤的复杂体验，是走过的路，但又是暧昧不明的。似乎有些内容一直等待着表达和整理，而且需要几代人共同的努力。我更愿意视创伤为一份珍贵的遗产，让我们见证人性的复杂、关系的断裂（也是开放），从而拥有了创伤的经历和体验——这可能也是我们作为幸存者感到内疚的原因之一。如何才能传承幸存者的痛苦和幸福？一个直观的表达来自我的一位女性来访者，她说当她置身母亲所生活的情境，走着母亲曾经走过的路，看到母亲曾经见过的东西，在那个时刻她才真正理解了母亲。接受这份珍贵的遗产是不容易的，一方面离开了特定的、具体的情境，我们很难理解特定事件对个体的意义；另一方面，所谓意义并不是在当下就清晰明了的，意义会动态地显现于事件之后，甚至延续于第二代、第三代，在超越了日常经验、知识框架时才能被领悟。

　　我用接种疫苗作为比喻，试图说明一部分心理创伤代际传递的过程与意义。疫苗是将病原微生物（如病毒）及其代谢产物，经过人工减毒、灭活或转基因等方法制成的自动免疫制剂，用于预防传染病。疫苗保留了病原微生物刺激人体免疫系统的特性，接种之后可以帮助人体产生如抗体等保护物质。这个比喻的重点在于，疫苗是不具有致命性的病毒。如果说幸存者经历的是生死攸关的事件，那么在有些情形之下，幸存者给自己后代"制造"的创伤则是非致命的，如文中一位母亲的"热汤匙"。必须"注射"疫苗，不然没法将幸存者重要的生命经验传递给后代。就像作者所说，父母要传递一个庄严的命令，即"在创伤里活下来"。这是幸存者的信念，既是命令，也是已经发生过的生命奇迹，还是一种期待——如咨询师替来访者的母亲表达的"你将有机会（事实上你有责任）拥有我不曾体验过的生活"。可能幸存者的潜意识里认为，只有传递了创伤，后代（及自己）才能真正实现这一点。

　　本书涉及外部与内部（后天与先天）、过去和现在，以及个体和群体等许多重要的范畴，它们一一呈现在创伤的代际传递中。不存在纯粹的外部或内部——外部与内部是辩证的关系，精神分析或精神分析师重视内部或外部的倾向性，是基于其对事实的否认或情感的隔离，也就是治疗阻抗，而这本身也是内外部因素共同决定的。本书的作者们始终致力于整合，把创伤的代际传递纳入精神分析的框架。在其探索的基础上，或更进一步说从创伤代际传递的视角看，所谓的内部——包括如心理结构中的超我、客体关系表征等——是创伤在个体与代际累积叠加的结果，然后又在此情况下决定着那些神奇的强迫性重复。我们是否可能通过研究创伤的代际传递，建构一个统一的精神分析理论体系？它似乎隐约浮现在本书的字里行间，在召唤我们。想要完成这样的任务，还有许多工作要做。更准确地说，这些工作并不是在论证，而是在追随创伤的自然呈现。

　　本书是我的研究生谭钧文在德国攻读博士期间购得的，先是作为"创伤心理学"及"动力学专题"等课程的作业，由2011级研究生分章翻译，他们分别是：刘婷、谢利红、袁雪、陈艳、宇婷、方勇、徐创、袁馨钰、应丽莎、左翔、杨丽、余蒙、吴依憬及林瑶。这是本书的翻译初稿，但被搁置多年。之后我又组织老师们分章进行翻译：本人（第一章和第二章）、李林（第三章和第九章）、杨琴（第四章和第十二章）、刘陈陵（第五章）、宋静静（第六章和第七章）、周春燕（第八章）、黄海（第十章）及王煜（第十一章）。我负责最后统稿，还专门邀请了外语学院的张红燕教授以及现在于德国不莱梅大学攻读博士的林瑶审校。我是一个"病入膏肓"的理想主义者，心有余而力不足，容易"瘫痪"，这本书拖拖拉拉地翻译了好几年，在此非常感谢编辑阎兰女士的耐心。我觉得"万千心理"愿意引进出版这样比较"小众"的书，是独具慧眼的。在此，一并致谢。

吴和鸣

2020年11月

于中国地质大学（武汉）心理科学与健康研究中心

编辑和作者介绍

巴里·贝尔纳普（Barri Belnap）

医学博士，奥斯汀·里格斯中心（Austen Riggs Center）精神病学家和心理治疗师，负责该中心精神药理学领域工作，与医学博士大卫·明茨（David Mintz）一起，在各种著作和报告中界定了心理动力的精神药理学。因对精神病治疗的兴趣参与了拉康临床论坛和卡苏贝利会议。

弗朗索瓦丝·达沃因（Franeoise Davoine）

博士，与丈夫简－马克斯·高迪利耶（Jean-Max Gaudilliere）博士都是在巴黎执业的精神分析学家，社会科学高级研究学院工作人员，为精神创伤来访者工作多年。每年都会主持一次关于"疯狂与社会联系（Madness and the social link）"的跨学科研讨会，《超越创伤的历史》（*History Beyond Trauma*）的作者。

弗吉尼娅·德莫斯（Virginia Demos）

教育学博士，奥斯汀·里格斯中心心理学家，汤姆·金斯（Silvan Tomkins）著作《探索情感》（*Exploring Affect*）的编辑，著有许多关于婴儿期情感发展的文章，目前正在写一部整合了其临床工作及有关婴儿期、情感和动机的理论作品。

M. 杰拉德·弗洛姆（M. Gerard Fromm）

哲学博士，奥斯汀·里格斯中心埃里克森教育研究所主任。在马萨诸塞精神分析研究所、伯克希尔精神分析研究所、哈佛医学院和耶鲁儿童研究中心任职，与布鲁斯·史密斯（Bruce L. Smith）博士合编了《促进性环境：温尼科特理论的临床应用》（*The Facilitating Environment: Clinical Applications of Winnicott's Theory*）一书。

凯文·凯利（Kevin Kelly）

医学博士，纽约市执业心理分析师，康奈尔医学院精神病学临床副教授和沟通技能课程主任，哥伦比亚大学心理分析讲师，纽约消防局医务员，纽约凯尔特医学会前任主席。

伊兰尼·科根（Ilany Kogan）

文科硕士，以色列精神分析学会培训分析师。德国、罗马尼亚和土耳其培训机构的临床主管、教师和顾问。曾与犹太人大屠杀事件幸存者的后代以及犯罪者的后代一起工作，并撰写了大量文章。因研究犹太人大屠杀事件和种族灭绝而获得了伊莉丝·海曼奖（Elise M. Hayman Award）。著有《沉默孩子的哭泣》（*The Cry of Mute Children*）《与哀悼的斗争》（*The Struggle Against Mourning*）和《逃离自我》（*Escape from Selfhood*）。

多里·劳布（Dori Laub）

医学博士，康涅狄格州纽黑文市执业心理分析师，耶鲁大学医学院精神病学临床教授，犹太人大屠杀事件证词视频档案馆联合创始人，耶鲁大学种族灭绝研究项目创伤研究副主任。在各种精神分析期刊上发表了关于精神创伤的文章，与肖沙娜·费尔曼（Shoshana Felman）合著《证词：文学、精神分析和历史见证的危机》（*Testimony: Crises of Witnessing in Literature, Psychoanalysis, and History*）。

彼得·洛温伯格（Peter Loewenberg）

博士，洛杉矶新精神分析中心培训督导分析师，前任院长，加州大学洛杉矶分校历史和政治心理学教授，国际心理分析协会中国委员会主席。著有许多文章和书籍，包括《解读过去：历史中的心理历史方法、幻想与现实》（*Decoding the Past: The Psycho-historical Approach and Fantasy and Reality in History*）。2010年，因在政治心理学领域的专业贡献获得了内维特·桑福德奖（Nevitt Sanford Award）。与内莉·汤普森（Nellie Thompson）一起担任期刊《国际心理分析协会100年》（*100 Years of the IPA*）的编辑。

维拉·穆勒−佩斯纳（Vera Muller-Paisner）

耶鲁大学创伤、暴力和种族灭绝国际研究小组精神分析学家，前研究顾问，波兰华沙"断链（Broken Chain）"项目培训总监、首席研究员。

霍华德·斯坦（Howard Stein）

博士，精神分析、医学和组织人类学家，俄克拉何马大学健康科学中心家庭与预防医学教授，系主任特别助理。撰写和编辑了26部著作，包括《没有私事，都是生意》（*Nothing Personal, Just Business*，2001）《洞察力与想象》（*Insight and Imagination*，2007）。撰写及发表了250多篇文章和著作，其中许多涉及组织创伤。

维米克·沃尔坎（Vamik Volkan）

医学博士，弗吉尼亚大学精神病学名誉教授，埃里克森研究所高级学者，华盛顿精神分析研究所名誉培训和督导分析师。获得维也纳市西格蒙德·弗洛伊德奖。40部著作的作者或合著者，以及10部著作的编辑。因在世界动荡地区开展长达30年大团体之间的冲突的研究，并从实地调查和观察中发展出心理政治学理论而被提名诺贝尔和平奖。

目　录

序　言

M. 杰拉德·弗洛姆

埃里克森研究所围绕"迷失于创伤中：代际创伤研究（Lost in trans-mission：a study of trauma across generations）"的主题连续组织了两次秋季学术研讨会。该研究所是奥斯汀·里格斯中心的教育和研究机构，同时也是一个位于马萨诸塞州斯托克布里奇镇的小型精神科医院。在这里，备受疾病困扰的来访者在一个开放的社区治疗环境中接受密集的心理治疗。学术研讨会让我们了解到来访者生活的方方面面，让我们有机会在一定程度上听到一些关于他们父母和祖父母的故事。因此，我们感到来访者亲密地，而且通常是无意识地向我们展开了他们的代际叙事。

在秋季会议结束后不久，万圣节来临，整个节日包括万圣节前夜、诸圣节前夜和亡灵节。凯尔特人认为，万圣节是一年中的最后一个夜晚，女巫和邪恶的灵魂在世间游荡，鬼魂还没有被死亡、哀悼和神圣化仪式所降服，也没有被大地和墓碑上的铭文所禁锢。美国人在万圣节会花费颇多，仅次于圣诞节。但是，人们在万圣节都做些什么呢？是否会无意识地、集体地制定一种为保护社会而服务的仪式：让孩子戴上样式可怕的面具并邀请他们玩"不给糖就捣蛋"的游戏？换句话说，这是否将下一代"塑造"成危险的、分裂的、"未被埋葬"的形象，让他们可以对我们说："善待我们，否则就让你们也尝尝苦头。"万圣节的这种戏剧性场面可能一直在提醒我们，创伤会代际传递。

本书收录了以创伤为主题的秋季学术研讨会论文及特邀论文。论文建立在这样一种观点之上：人类不能接受他们的体验——那些令人无法承受的、不可想象的体验——从社会话语中消失，这些体验往往作为一种敏感的情绪或一种混乱的紧迫感，传递给下一代。"症状（symptom）"这个词来源于希腊语，意思是"一起倒下"，而从一代人传递到下一代的创伤后果是我们研究的一个方面。但是"象征（symbol）"这个词希腊语词根的意思是"拼凑在一起"，拥有更加活跃的内涵。正如弗洛伊德所说，最开始的症状可能就是一种象征。在本书的语境中，象征意味着一个由上一代"指派"的无意识使命。创伤的传递可以是一种任务的传递：例如，弥补父母的遗憾或者报仇雪恨。

几年前我在拜访母亲时，发现她心不在焉地哼着琼·贝兹（Joan Baez）的一首歌。我在大学期间的某个夏天曾多次弹过这首歌曲，而从那时起到我这次拜访她，其中间隔了25年，我也相信中途她没有再听过这首歌。这首歌的名字是《我依然在想念某人》（I Still Miss Someone），而其中反复重复的关键歌词是"我从来没有忘记那双蓝色的眼睛"。母亲的第一个孩子是我们中唯一有着蓝眼睛的，但在两周大时去世了。18个月后，我出生了，母亲用为这个孩子接生的产科医生的名字给我命名——圣·杰拉德（St Gerard）——也是一个重要的圣徒的名字，意思是孕妇的守护神。

现在回想起来，出生前我的身份被赋予了一项创伤性的使命。我非常确信，自己仅仅只需要健康成长就可以治愈母亲，就好像灵感女神会及时出现在交稿日期前，但它也让我意识到所有的治愈都不是那么容易的，也会使我变得脆弱不堪。当然，即使在我出生后，母亲"依然在想念某人"。我发现在播放和分析这首歌曲时自己有两种感觉：其一是如同有一道闪电突然击中了我，并照亮了我的整个生活；其二是为母亲的丧失感到难过，为她能唱这首歌感到高兴，也为我把这首歌带给了她感到高兴，为我和她现在都能放手而感动。

我所描述的这种任务可能或多或少是某个特殊的家庭遭受的个人创伤，

或者可以说是对社会创伤的集体回应。2001年12月，也就是"9·11"事件发生的3个月后，《纽约时报》（*The New York Times*）报道了公园里圣诞老人的扮演者莫里斯·德·维特（Maurice De Witt）的评论，他注意到人们对圣诞节的态度改变了：

> "大家一反常态。父母紧紧握住孩子的手，孩子们也感觉到了父母的变化，就像渗下来的水一样。他们对圣诞老人的反应并不自然，举止中有一种焦虑，但孩子们不知道这和什么有关。"

这个精明的男人注意到了父母行为中明显的双重信息。在意识和语言层面，信息是"圣诞老人来了，我们都爱他"。而在无意识和身体层面，它是"圣诞老人来了，我们害怕他。""9·11"事件的创伤通过紧紧握住的手传递给下一代，这使得两人之外的某个人——就像这个圣诞老人扮演者一样——看到并发现了这个问题。埃里克·埃里克森（Erik Erikson, 1959）注意到了类似的现象。他谈到"诱导孩子接受善与恶原型的更微妙的方法"，即"微小的情感表达"方式——包括"微小的社会经济和文化恐慌""传递给孩子真正重要的东西的梗概"。"每一种神经症，"他说，"都会同时出现躯体紧张、被孤立的焦虑和共同的恐慌等症状。"

圣诞老人的故事是焦虑从一代人传递到下一代人的例子，但是某个特定的孩子传承了父母的焦虑的可能性会更为常见——家庭中的其他成员可能会更自由地让痛苦的感受沉入意识之下。创伤传递有时可能与父母养育孩子时的敏感性有关，这样一来创伤传递就可以警告、甚至提醒我们，孩子正以何种方式将自己塑造成父母那代人的噩梦。

苏·埃里克森·布洛兰德（Sue Erikson Bloland）的作品《名誉的阴影》（*Shadow of Fame*, 2005）记载了一个埃里克森式的悲惨例子，她写道：

我父母的早年经历让成年后的他们能彼此联结,这简直不可思议。父亲不认识他的生父,母亲也几乎不认识她的父亲。他们都深深地不被父母认同,并感到与家人及同龄人疏远。在成长中,两人都觉得自己与周围环境格格不入。然而,我父母都获得了一位对其至关重要的成年人的尊重和支持——对于父亲来说,是他的母亲卡拉;对于母亲来说,是她的祖母娜玛……

我父母都实现了被他们母亲否认的抱负……卡拉在嫁给西奥多(我父亲的继父)之前选择了一种放荡不羁的生活方式……尽管最终她遵循了社会规范,而不是追求自己幼稚的兴趣,但她显然赋予了我父亲一项任务,那就是成为一名知识分子,渴望我父亲实现她的梦想……

我祖母玛丽似乎在寻找生活满足感的努力中受了挫。也许是出于对社会规则和自身弥漫的恐惧感的压抑,玛丽极力反抗我母亲表现出反叛精神,同时也让我母亲总是怀疑自己过于嫉妒——在孩子的反抗背后,是母亲的隐秘的嫉妒心,嫉妒孩子敢于藐视传统,勇敢地探索世界……

母亲觉得自己负担着激励和治愈他人的使命,这种使命似乎起源于玛丽面对被恐惧和压抑包围的女儿时的反应,尤其是在玛丽照顾受伤或生病的她时。

我的父母各自都有个渴望被疗愈的、比较烦人的母亲,这使他们都热爱心理疗愈技术。他们父母对社会从众规则的要求让他们感到压抑,也习惯于通过反抗社会习俗来证明自己。而且,同样重要的是,我相信他们都很大程度上依赖于一种特殊的感觉……作为治疗师的使命充满了反叛精神和不可否认的成就感。

接着,苏·布洛兰德(Sue Bloland)描述了在成年生活中,这种改变童年创伤的、看似非常成功和卓有成效的努力遭遇到的悲剧性的挑战。苏5岁时，埃里克森家生了一个儿子。他的名字叫尼尔，患有唐氏综合征。医生们认为这个孩子只能活一两年，建议立即将孩子送进医院治疗。由于妻子琼还在麻醉中，埃里克森不得不独自做出一个关键的决定，而没有妻子在身边，他根本无法做到这一点。与他关系亲近的同事建议他听医生的，在琼与婴儿见面前送走孩子。他接受了这个建议，并告诉其他孩子尼尔在出生时就去世了。因此，一个包含着抑郁、压抑的愤怒、内疚和羞耻感的家庭悲剧诞生了。布洛兰德写道：

> 我和兄弟们被告知尼尔已经死了。但是没有葬礼，也没有仪式纪念他的存在和消失。父母似乎没有那么悲伤，他们投入到狂热的活动中，试图减轻自己的痛苦……对夫妻关系和整个家庭来说最糟糕的是，他们从没有和包括我们在内的任何人谈论过尼尔。

删除创伤经历的行为几乎是不可避免的，而下一代必须处理这个问题，有时下一代甚至需要代表它。布洛兰德回忆自己小时候的经历：

> 我让他们难堪了……奇怪的是，我似乎扮演了尼尔这个角色。在这样的家庭里，表面的正常是最重要的，而还是一个孩子的我不知为何无法表现得正常。我无法隐瞒弥漫在家庭生活中的痛苦。

创伤的传递存在如此痛苦的讽刺：埃里克·埃里克森的父亲被遗弃——他是私生子，他的父亲是一个有缺陷的人。他一生都在忍受父亲的秘密，并为自己的孩子创造了一个秘密的亲子关系；琼的母亲患有严重的抑郁症，她把琼送给加利福尼亚的亲戚照顾。在尼尔出生后，琼非常抑郁、异常被动，她也把尼尔留在了加利福尼亚——也许她将自己的一部分也留在了那里。这正是代际创伤的深层共鸣。

但是，也许这个故事还有另一种讽刺意味。每当谈到让人痛苦的话题时，苏都能感觉到家庭的分崩离析。她经常顺从这种现状，仿佛饶恕了她的父母，不将创伤的影响传回给他们。

> 这让我有一种弥漫的恐惧，我害怕揭开父母的伤口、看到他们
> 脸上的痛苦。任何相关的话题都可能突然引起这种痛苦，我害怕与
> 父母之间的联结突然断绝。

但是，她在毫无意识的情况下让尼尔"活"了下来。多年后，经过分析，她做了一个梦，梦中的她拥有蒙古人的面部特征。在某种意义上，通过对尼尔的深刻认同，苏·布洛兰德的一部分已经在她家庭悲剧的传递中"迷失 (lost in the transmission)"了，直到分析师听到她在梦中提到尼尔。苏·布洛兰德重新找回了自己，也重新讲述了自己家庭的全部故事，包括她是如何亲自安葬弟弟，在弟弟去世前（21 岁），她甚至都不知道他。

对于了解创伤传递的临床医生来说，他们可以非常频繁地看到创伤的运作及其影响。在一次临床病例会议上，一位年轻的男性来访者告诉工作人员："医院被亡灵困扰，亡灵在这里帮助来访者"。导演路易斯·布努埃尔 (Luis Bunuel) 曾经评论说，艺术家为社会提供了"必不可少的警觉性"。人的敏感性也许最终发展为严重的脆弱性，导致他们走向崩溃，变成来访者。有时我们也会遇到类似的事情，也就是说，我们对过去的影响和事件有一种混乱且离奇的警觉性，而这些影响和事件仍然是我们此时此地的一部分。某种程度上这个过程必须保持在无意识水平，个体主体性的一个关键部分是"传递中的迷失"。就像埃里克森家族的苏·布洛兰德一样，如果进展顺利的话，这种迷失、"被鬼魂缠身"、被困扰的经历可能会转化为对自己和他人的深刻发现。

　　本书所有章节的主题框架均与真实的创伤有关，这些创伤不仅属于这一代人，也在很大程度上无意识地影响着下一代人，因此本书的目的不是"谴责父母"。当今在我们的文化中，精神疾病的遗传和生物学研究似乎被当作一种社会性防御，以此对抗对父母的内疚。当前的经济需求可能会让父母对"能为孩子做什么，不能为孩子做什么"感到非常内疚，但是这本书的主题并不是"糟糕的父母教育"，而是一些更复杂、更宽容、也更可怕的东西——创伤，以及一个家庭以一种超出他们意识和控制的方式，随着时间的推移付出努力应对创伤。弗洛伊德谈到家族的"古老遗产 (archaic heritage)"，创伤传递的一个任务可能是抵制家族古老遗产的消逝，代际创伤将完整的家族悲剧故事融合到社会话语中。

　　接下来的章节将试图从临床和社会的角度探讨创伤的传递。本书第一部分讨论了犹太人大屠杀事件遗留问题的各个方面，通过犹太人大屠杀事件幸存者子女的经历，开辟了创伤传递研究的新领域。接下来的章节将视角集中在心理咨询室内部，研究创伤在更为普通的临床实践中会如何传递。有时创伤是发生在家庭内部的个人创伤，有时则被某些理论家称之为"大历史"的回响，最后几章从美国社会发生的大规模创伤事件的视角出发，对创伤传递这一主题进行了反思。

参考文献

Balmary, M. (1979). *Psychoanalyzing Psychoanalysis.* Baltimore, MD: Johns Hopkins University Press.

Davoine, F., & Gaudilliere, J-M. (2004). *History Beyond Trauma.* New York: Other Press.

Freud, S. (1939a). *Moses and Monotheism. S. E., 23:* 3-137. London: Hogarth.

Leduff, C. (2001). A bleaker Santa's-eye view: bell-ringer sees more anxiety and less giving. *The New York Times,* 5 December.

第一部分

犹太人大屠杀事件的阴影

导　言

　　针对创伤传递的研究在20世纪70年代日益增多，研究的重点是犹太人大屠杀事件幸存者后代的痛苦和家庭动力，即那些与父母一起成长，在心理上接受父母创伤遭遇影响的人。拉康将父母的创伤称之为"真实存在"，伊兰尼·科根称之为"永远改变人类历史形态的灾难性事件"。

　　科根的这一章展示了被孩子们强制内摄的情感场景，这些孩子们往往深深认同了父母的伤害，或者拥有父母对人、事件和世界的印象。她探究若他们在当前生活中面对创伤性事件会发生什么，并用两个生动的临床案例说明了答案。强烈的主题，如与受损的另一方联合以治愈他们、减轻自己不这样做的罪恶感，以及在毫无必要时挣扎求生等，都清晰地显现出来。如同过去与现在，内在与外在之间深深的混乱，是这些孩子在面对现实创伤时与其斗争的"武器"。

　　深刻的困惑（完全丧失的感觉）也是维拉·穆勒·佩斯纳这一章的主题：困惑是一个人在成长过程中身份认同感受到创伤的结果。她讲述了很多在波兰的犹太人的真实故事。他们不知道自己是犹太人，一生信仰天主教徒，其中一人甚至成了一名神父。他们对自己的看法的影响和随后的关系困境都被尖锐地描述出来。但是，伴随着这一突然冲击而来的、令人深感不安的信息，某种秘密的主题或一直被抑制的感觉显现了。这种双重意识——同时"知道"和"不知道"的感觉——是创伤传递的另一个方面。

　　多里·劳布的这一章让我们回顾了过往的创伤对当前事件的影响。在临床环境中，对来访者、分析师和督导来说，这一次会谈恰巧发生在创伤中。

尤其是在格林的研究基础上，他对创伤破坏认知、象征和记忆能力的方式进行了丰富的理论和临床描述。创伤在个体的心理上创造了一个"洞"，其他人会对此做出反应，尤其是下一代人。他对死本能的讨论——一个在精神分析中备受争议且定义不清的概念——与创伤对受害者和迫害者的影响以及内在好客体的破坏密切相关，劳布温柔地称之为"内在你（inner thou）"，即正在和谁进行对话是我们的功能和人性的源泉。

在这一部分结尾时，彼得·洛温伯格带我们回到弗洛伊德对精神创伤的原始描述，这是面对第一次世界大战的情感创伤时的发现。洛温伯格用近期的临床经验列举了几个临床特征，澄清了下一代人的痛苦，同时也说明了下一代人的适应能力，并向我们展示了难以言说的历史是如何作为一种纯粹的焦虑爆发的。然后他把我们带到他自己的故事中，将共情和智慧带到这些回忆中。他的反思强烈地警告我们，要注意创伤传递过程中那些可怕的讽刺性：受害者往往试图通过成为迫害者来扭转他们的创伤无助感，从而继续创伤的循环。但他也对打破这一循环寄予希望，因为一代人可以抓住创伤的遗产，将这种无声的传递转化为有声的叙述，哀悼其影响，并开创一个修复性的未来。

第 一 章

活在恐怖阴影下的第二代

伊兰尼·科根

引言

在著作《犹太人大屠杀事件的持久阴影：对非直接受害者的意义》（*Persistent Shadows of the Holocaust：the Meaning to Those Not Directly Affected*）中，摩西（1993）描述道：犹太人大屠杀事件是一次史无前例的、有计划的通过根除无辜之人以实现"种族净化"的暴行。在迫害者的眼中，犹太人被视为最低等的生命，是"雅利安种族"的威胁，是对"雅利安种族"的入侵，必须将这样的污点清除，必须彻底灭绝他们。因此，纳粹的"最终方案"意味着一群人对另一群人的彻底贬低和非人性化对待，也代表着一个永远改变人类历史的灾难性事件。

犹太人大屠杀事件的创伤常常被传递给幸存者的孩子并被他们"吸收"。对犹太人大屠杀事件幸存者后代的精神分析文献表明，他们在早年认同了父母内外在现实里持续不断受到生命威胁的感受，并将其延续到自己以后的生活中，犹太人大屠杀事件的影响由此得以传递。孩子的头脑中被灌注了父母所"储存"的暴行的心理表征，形成了对丧失、羞辱、愧疚和侵犯的强烈感受。他们常常感到自己被迫要将父母压抑的创伤见诸行动，以此呼应父母的内心世界。

"活现（enactment）"是一种行动，也是一种非言语行为。它反映了治疗情境下来访者和治疗师之间发生的事，同时强调治疗过程中治疗师的参与方式。我们可以比较"治疗内的见诸行动（acting in）"和"治疗外的见诸行动（acting out）"，治疗外的见诸行动是来访者在尝试避免治疗中的痛苦感受，用行动替代记忆和沟通。治疗内的见诸行动是一种移情行为，指来访者再次重复自己过往的经历，是他们向治疗师表达情感的唯一有效方式。

在犹太人大屠杀事件的语境中，我将活现这个词作为一般术语，它同时包括含了治疗外见诸行动和治疗内见诸行动的某些属性。在从这个意义上来说，活现可以避免痛苦的记忆（与治疗外见诸行动的目的相似）。然而，它也是来访者能够重新体验内在经历的唯一方式（与治疗内见诸行动的过程相似）。我们定义的活现，有别于精神分析师们早期强调活现的人际互动性，这些分析师相信活现或"实现（actualization）"。Sandler的定义反映了来访者和治疗师之间发生的联系以及治疗师在此过程中所起的作用。我将活现定义为犹太人大屠杀事件幸存者后代的一种冲动，企图通过具体行动重新创造父母的经历。因此，此处的活现是过去创伤主题的外化，并不是分析情景中来访者和治疗师的联系。

我将简短地描述代际创伤传递的两种发生机制："原始认同（primitive identification）"和"存储表征（deposited representation）"。原始认同是指孩子通过与父母的交互作用，无意识内摄和同化了父母受损害的自我形象，试图通过这个过程疗愈父母。这个认同过程导致孩子失去自我分化的能力，没有能力区别自己和父母（我发现这个现象与弗洛伊德描述的病理性哀伤相似，弗洛伊德将哀伤描述为一个过程，哀伤者试图通过变成客体本身——而不是变得与其相似——来拥有客体。当哀伤者放弃客体时，同时以"吞噬"的方式保留了客体。这种方式正是创伤幸存者后代不能实现自我分化并建立自己生活的核心所在)。

"存储表征"这个概念强调了父母的角色,他们无意识地,有时甚至是有意识地将自己的方方面面强加给孩子。这样一来,父母影响孩子的身份认同感,并安排孩子执行某些特定的任务。在一些个案中,孩子变成存储创伤意象的"水库",这常常引发与创伤相关的无意识幻想,孩子被迫处理父母无法修通的羞愧、愤怒、无助和罪恶。

我想要讨论的问题是:如果孩子的父母经受过犹太人大屠杀事件的伤害、虐待和羞辱,孩子也会经受创伤性现实吗?这种外界现实对孩子的内心世界、现实认知和防御有什么影响?

威胁生命的现实唤起的不仅仅是对创伤事件的简单回忆,还有孩子与父母共同分享的犹太人大屠杀事件的心理表征。其中包括:具有创伤本质的真实事件、有关这些事件的有意识和无意识幻想、强烈的哀伤和内疚感,以及对难以接受的羞愧感、内疚感和攻击感的防御(Kogan,2003;Moses,1993;Roth,1993)。

现在我将展示两个临床案例中的片段。个案经历了"巴勒斯坦大起义",这威胁到了个案的生命,重新激活了个案内心中犹太人大屠杀事件的心理表征,影响了其对现实的认知,强化了狂热的防御。

达芙娜的案例

达芙娜(Daphna)是一个46岁的高中老师,已婚,儿子16岁。她强烈拥护"亲巴勒斯坦"立场。她会参加大型和平示威游行,与其他妇女一起举着拥护巴勒斯坦立场的标语站在十字路口。这些标语经常会引起路人的怒目,其中一些路人还对示威者愤怒地叫喊。路人的愤怒反应并不能阻止达芙娜的行为,相反,这些回应让达芙娜情绪高涨,也加深了游行示威对她的重要性。

达芙娜的父亲是犹太人大屠杀事件的幸存者,一家人在第二次世界大战前夕到达以色列。达芙娜的爷爷奶奶和叔叔伯伯被关进了奥斯威辛集中营，然后被毒气杀害，尸体被投进焚烧炉。达芙娜的母亲一生被抑郁困扰，且情况随着年龄增长不断加重，在达芙娜（第二个孩子）出生后情况恶化。

在达芙娜的记忆中，母亲是一个悲伤、消极、沉默的女人，连生活中一些简单的家务都难以操持。

达芙娜谈及母亲时说道："我在阴影中长大"。达芙娜的父母住在一个小村子里，而从婴儿期起，达芙娜就和其他孩子一起住在福利院。她从别人那里得知，母亲生下她后变得异常抑郁，有时竟会忘记给她喂奶。当人们发现这一情况后，她就被交给其他妇女照顾。

达芙娜9岁时，全家移居美国，在那里居住了三年。母亲对于离开以色列的反应非常强烈，因为在以色列时她的生活可以受到保护，孩子们也有人照顾。达芙娜记得在美国的三年里，母亲从早到晚躺在床上，无力出门购买食物，也没法做饭，老师要求孩子与父母讨论的问题，母亲也从来没有回应过。父亲负责照料这些事情，而达芙娜学会了与抑郁的、精神麻木的母亲一起生活。

当返回以色列后，达芙娜被送至寄宿学校。在那里，她茁壮成长，成为一名优秀的学生，拥有许多朋友，过上了正常青少年的生活。

在达芙娜13岁时，母亲自杀了。父亲在煤气炉旁发现了母亲烧焦的尸体和一个空药瓶——母亲在把头伸进煤气炉之前吞下了整瓶药。家人无从知晓母亲到底是吸入煤气死亡，还是在将汽油倒在自己身上后被烧死。达芙娜对这一可怕的事件感到震惊和恐惧。

没有人与达芙娜讨论这件事，父亲从未哀悼过他的妻子。达芙娜知道母亲这一骇人的死法必定会让父亲想起集中营中被毒气杀害的亲人。大约两年后，父亲因精神性抑郁住院了。达芙娜定期去医院看望父亲，但对父亲的形象和行为感到无比羞耻。

最初的震惊过后，达芙娜做了一个理性的决定，那就是继续过自己的生活。她读书、就业，为了不再单身嫁给了一个不爱她的男人。达芙娜在一生中饱受严重头疼和周期性抑郁的折磨。她在抚养儿子的过程中遇到很多困难，尽管不乏爱和关心，但是有时还是会发火和打骂孩子，这让她深受折磨、非常内疚。达芙娜接受了为期10年的心理治疗，最后一年心理治疗结束时，她的心理治疗师患上了绝症。

达芙娜在两年前开始寻求精神分析治疗，那时她51岁的哥哥因为精神崩溃住院了。她担心自己会像哥哥一样，可能会在51岁时精神崩溃（她母亲也是在51岁时自杀），于是决定寻求精神分析治疗。

在这里我不会描述持续了3年多的痛苦的精神分析历程。相反，我会在分析中呈现达芙娜对以色列过去这几年威胁到生命的局势的反应。我将采用会谈中的一个片段举例说明：

　　D（达芙娜）：恐怖袭击太多了。我很生气。我觉得又一场犹太人大屠杀正在逼近我们。

　　我们沉默了一会儿。

　　D：这是有一个关于青蛙的故事。因为青蛙对于温差不敏感，如果你慢慢将水加热，直到它被煮熟都不会跳出来逃走，因为它没有感受到危险。过去这种情形就发生在犹太人身上，那些没有逃离的犹太人，看他们都是什么下场吧，他们都被丢到火炉中"煮熟"了。现在也一样，我们并没有意识到发生了什么，直到情形变得更糟。

我感到害怕，心想也许她是对的，没有人知道未来会遇到什么。然后，我的思绪转向达芙娜的母亲，她把头伸进煤气炉里的举动也许是以具体的方式追随那些在奥斯威辛集中营里被毒气杀死并焚尸的亲人的命运。我问自己，她的母亲是那只"温水里煮着的青蛙"呢，还是精神痛苦过于强烈以至于要毁灭自己获得解脱?

接下来,我们深入讨论了达芙娜参与示威游行的幻想。我们发现,达芙娜对外部现实世界做出的反应,不仅是出于政治信念和争取和平的诉求,还是在对充满恐惧和内疚的内部世界做出反应。

> D:你知道的,我昨天和其他妇女一起游行抗议。过去参加这些游行时,人们会向我们扔西红柿或者诅咒我们——我听说有些游行的妇女还被殴打入院。我想暴力如此猖獗,有人可能会射杀我们。此时我觉得自己就像"纳粹时代"初期的犹太人,他们那个时候上街也会遭受迫害。

我心想,她将过去与未来混为一谈了。显而易见,达芙娜觉得自己生活在纳粹时代,迫害她的人在追捕她。

> D(沉默了一段时间后):我觉得我没有权利过自己的生活,我必须受到惩罚。和其他信仰宗教的人一样,我也向神祈祷:"我在受难赎罪,每个周五中午和每个周六晚上都游行以抗议战争,你应该怜悯我。"
>
> 我:你觉得自己为什么应该受到惩罚?
>
> D:我不知道,这与我的母亲有关吧。我为什么从未发觉她会出事呢?我的头脑完全被那些青春期的蠢事占据了,我完全不关心她的健康。在她自杀前,每次我从寄宿学校回家时,她都想拥抱我,亲吻我。而我不喜欢她这样做,就都拒绝了。我不再是个孩子了——但当我还是个孩子的时候,她从来没有这样做过。现在她突然老是想要抱着我,可能是她需要我的拥抱——我却没意识到。那我父亲有没有意识到呢?我知道他所有的亲人都死在焚化炉里了,

现在母亲也同样死在煤气炉里。他也不能幸免于难，我知道他的情况，但我救不了他。我怎么可以在他们的生活如此糟糕时，还允许自己在以色列过正常的生活！

我们可以从这个小片段中发现，意识层面上达芙娜参加示威活动的行为是在为和平主义的信念而战；而在无意识层面，她试图减轻自己对父母的沉重的负罪感。

达芙娜将负罪感移情到儿子身上，这段关系成为痛苦的另一个来源。达芙娜认为自己对关系十分饥渴、过于黏人。在治疗过程中，她说自己毁掉了任何靠近她的人：她的父母、儿子、前任治疗师，还有我。我将摘录咨询片段说明这一点：

> D：有时候我觉得我不想让本尼（儿子）参军。我48岁，他18岁，对我来说他去参军等于我人生的终结。有时，我对他的情感也很矛盾，也许我希望他死掉。他还小时，我有时对他很凶，甚至很暴力。那时我每周外出工作一次，我丈夫就给本尼一个奶瓶，但他讨厌奶瓶。我觉得自己在强迫他做一些他不愿做的事，我在伤害他。我知道我出生后母亲很抑郁，她有时会忘记给我喂奶。邻居发现后会进房间用奶瓶喂我。
>
> 我：也许你害怕你会在与儿子的关系中，无意识地重复与母亲的一些经历。
>
> D：是的，很对。我觉得自己有很强的破坏性，特别是对我身边的人，我有非常强的需求。
>
> 我：你也会害怕自己用非常强的需求摧毁我吗？我会像你母亲一样崩溃，或者像你前任治疗师一样生病，这样我就不能在咨询中给予你关心和支持，是吗？

D：确实如此。我害怕没人能受得了我过分的依赖，没人能幸免于我的需求和毁灭性。我也害怕以色列只是犹太人历史上的一个小插曲，这次暴动会变成下一场大屠杀。

以上材料表明了犹太人大屠杀事件的阴影对达芙娜生活的影响。她从内心里认同了母亲作为迫害者和受害者的这两个角色。作为受害者，她是一个被母亲迫害的孩子，她母亲可能会谋杀她，并差点饿死她；作为迫害者，她不仅为没能将母亲从死亡和毁灭中拯救出来而自责（对父亲也充满了自责），而且还指责自己——因为自己内心的贫困和贪婪毁掉母亲。她将自己的爱恨分裂并投射到儿子身上，她感到自己是儿子潜在的拯救者，同时也是迫害者。

以撒的案例

以撒（Isaac），一位30岁的科学家，已婚，有一个3岁的孩子。他无法控制自己对家人的暴脾气，并会在爆发后感到愧疚、心情低落，于是前来寻求分析。以撒在人生中的危机期接受心理治疗，他72岁的父亲几周前自杀了——父亲被诊断为前列腺癌，饱受疼痛折磨一年多，即使接受手术和化疗之后的检查结果显示癌细胞已经完全消失了，但他依然感受到持续的疼痛，精神状态也越来越差。

以撒的父亲是一个普通人，一生过得简简单单，从事一份技术员的工作，将大部分业余时间投入到体育运动上。近来，这些活动因持续的疼痛而大大受限，他被疼痛折磨得逐渐发展成重度抑郁。尽管手术恢复良好，也获得了家人全部的爱和支持，但是父亲还是选择结束生命。以撒的母亲发现他吊死在浴室里，只留下一张字条："亲爱的家人，请原谅我，我实在忍不住了。"

以撒在父亲死后不到一个月就来找我治疗。他的外貌引人注目：五官精致，留着长发，看起来很女性化。他遵守了犹太人在哀悼期间（一个月）不刮胡子的习俗，这也让他看起来很奇怪。在第一次治疗中，他讲话非常困难，口吃得厉害。他那奇怪的外表和支离破碎的语言使我觉得他比描述的情况严重。他的情绪非常低迷，我在随后的治疗中也证实了这一点。

在治疗阶段，我们重新梳理了他父母的故事。以撒的父亲是犹太人大屠杀事件的幸存者，母亲一家则在以色列居住了好几代。父亲在14—19岁时被关押在集中营，以撒对于父亲那个时期的人生经历知之甚少，只知道他的父亲和伯父幸存了下来。

以撒的个人史表明他是一个非常聪明且有才华的年轻人。他在高中阶段就选修了大学课程，20岁时获得理学学士学位。随后他应征入伍，在军队从事专业工作，同时被派去攻读博士学位。他现在30岁，拥有热爱的家庭和亲密的朋友，在顶尖科学研究所从事研究工作。他抱怨尽管如此，自己有时还是会心情低落，沮丧时几乎无心工作。现如今，他对妻子和孩子频繁爆发的愤怒更是让他心烦意乱。

以撒觉得父母家的气氛充满了控制和强制。父母膝下多年无其他孩子，他是家里唯一的孩子，母亲给予他很多爱和过度的保护。他与父亲的关系更加复杂，充满矛盾。父亲尽管为儿子的学业成就骄傲，但从未对儿子本人满意过。与溺爱他的母亲相反，父亲希望儿子在身体和情感上完全独立——这个敏感的孩子知道他必须"成为一个男子汉"。父母督促他努力证明自己，参加体育运动以强健体格。父亲期望他努力学习，从事一门有丰厚收入的职业，而不考虑他真正的兴趣所在。

为了实现父亲的理想，以撒肩负着极大的压力，对此也产生了强烈的敌对情绪。他对父亲充满怒火，但又怕伤害父亲，他学会了压抑自己的感受，采取被动攻击的方式来应对。他将咄咄逼人的情绪转向攻击自己，因此会周期性地情绪低落。

在治疗期间，以撒的外表和行为发生了某些改变。他不再口吃，表达得更为清晰。在父亲过世后的第一个月底，他剃掉了胡子。虽然长长的头发仍然使他有些女性化，但是没有胡子后看起来就不再那么奇怪了。

我和以撒谈到他的头发，发现他并不总留长发（头发的长度具有象征意义，迫害者的孩子的头发长度所蕴含的无意识意义是心理学的研究主题之一）。他说在大学和军队服役期间，自己看上去像个"正常人"。当我们试着了解他如何定义"正常"和"异常"时，以撒提到19岁时在军队服役期间的一段同性恋经历。与女友分手后，他立即与一个比他大几岁的年轻男人建立了非常亲密的关系。他和那个男人约好见面并共度一晚，但是最后以撒临阵退缩，没有露面。这个男人很生气，这段关系也结束了。

治疗中，以撒在他父亲去世后的第一个月内获得了一些关于父亲过往生活的信息，我们根据这些信息试图理解以撒19岁时的那段同性恋情。一个表兄告诉以撒，犹太人大屠杀期间他父亲经历了一些可怕事件，其中一个事件是从栅栏后偷看到母亲和妹妹被押送去毒气室；另一个可怕的故事是作为一名英俊少年，父亲受到了性侵。表哥记得父亲说过："那些男人们总是在偷偷打我主意，白天是年轻些的，晚上是年纪大些的。"以撒回想起父亲曾警告过他："你是个英俊的男孩，是男人喜欢的类型，他们会偷偷打你的主意！"

父亲传达的强烈信息是"要做个男子汉！"，我们试图根据这个信息理解以撒的行为。以撒能意识到自己留长发看起来像女性，这是他想到的能够反抗父亲的最叛逆的行为。在意识层面，以撒有意背叛父亲期望他具备的男子气概；在无意识层面，当与同性恋爱时，以撒几乎重复了父亲的命运，但他在最后一刻逃离了。

在治疗中讨论这个情结后，以撒剪掉了长发，这在一定程度上修通了他对父亲的爱和愤怒，现在这种叛逆对他来说没有意义了。

以撒描述了在以色列时经历的生命威胁，他说自己多年前有过一把左轮手枪，一直锁在抽屉里。他说："我不得不配备一把左轮手枪，如果恐怖分子袭击我们，这把手枪会很有用。如果他们冲进我家，我就不会束手无策了。"在深入讨论后，以撒将自己的无力感与父亲过去被纳粹性侵的经历联系在一起。

在讨论他父亲的自杀时，我们会将他父亲的创伤史、疾病，以及疾病带来的后果联系在一起。很明显，疾病、手术和放疗让父亲无力承受。他所抱怨的难以忍受的疼痛，可能是肉体和精神上的双重痛苦。这种双重痛苦与他早期的创伤叠加，可能最终导致了他的自杀行为。

父亲对以撒男子气概的担忧，通过超越言语的方式传递给儿子。当以撒在以色列经历生命威胁时，这些隐性的担忧被激活了。通过配备左轮手枪，以撒不仅尝试与恐怖分子对抗，捍卫自己和家庭，同时也试图确保自己的男子气概不被伤害，他在现在的生活中继续着父亲过去的生活。

讨论

我们将要通过以上案例讨论：对犹太人大屠杀事件幸存者的后代来说，创伤性的外部现实会如何影响他们的感知和防御。在上述两个案例中，来访者的心理现实在很大程度上与父母的创伤性经历和相关的无意识幻想及内疚相关。当经历危及生命的外部现实和恐惧时，他们内部的恐惧得到强化，以至于更难区分内部世界和外部现实——恐惧影响到自己的防御。来访者因恐惧对外部世界做出了反应，相应的行为则主要被幻想主导，这种幻想来自父母的创伤经历，从而引发了孩子的无意识恐惧。犹太人大屠杀事件的现实往往通过真实的或想象的活现渗透到当前的现实中（Bergmann，1982；Kogan，2002）。

在达芙娜的案例中，威胁性的外部情景增加了她全能化的幻想，让她倾向于去再创造。通过亲自游行，她重新创造出一个将自己暴露在死亡和毁灭下的旧世界。她经历这些游行，感到自己的生命受到威胁，将自己"置身"于父亲的经历中。母亲的悲剧重复了犹太人大屠杀事件的创伤，强化了达芙娜的心理表征，让她觉得那些愤怒的犹太人就像纳粹迫害者一样，这导致了她对现实的扭曲。此外，达芙娜通过将自己暴露在想象中的危险下，实现了自己作为"救世主"的愿望,即对犹太人(通过试图竭尽全力阻止另一场大屠杀)以及对巴勒斯坦人的帮助。在无意识层面,达芙娜试着缓解源于母亲自杀、父亲疾病和死亡创伤带来的罪恶感,同时通过靠近死亡来战胜死亡。

在以撒的案例中,外部现实不仅是生命威胁,同时也是对他成年男性身份的潜在威胁。以撒担心重蹈他父亲的命运,于是配备了一把左轮手枪来反抗可能遇到的、对他男性身份的攻击——他父亲不幸遭受过这样的攻击。也许,在他无意识的幻想中,以撒觉察到恐怖分子会同纳粹侵略者一样,冲进他的房子,掠夺他的身体并强奸他。威胁性的外部现实重新激活了以撒和他父亲之间的共性,导致他在现实中重温父亲创伤性的过去。在这个混合的现实中,左轮手枪代表了阴茎(实现了父亲传递给他的成为男子汉的愿望),能使以撒捍卫自己的成年男性身份,不被人摧毁。

两个案例都表现了过去和现在、幻想和现实、内在和外在的巨大困惑。外界威胁生命的情景强化了来访者扭曲的现实感知,强化了来访者将父母生命中的创伤主题以自己的方式活现出来的行为。

我们可以将达芙娜和以撒的生活当作许多遭受犹太人大屠杀事件创伤的犹太父母的典型例子,他们都被深深伤害。在书写关于生活在以色列的第二代犹太幸存者对海湾战争的反应时,我发现大部分以色列人把海湾战争的威胁和犹太人大屠杀事件的创伤历史联系起来。因此,也许在某种意义上,对过去创伤的集体记忆已经让我们成为犹太人大屠杀事件幸存者的第二代。

因此,我敢说,以色列面对的威胁和恐怖的局势重新激活了创伤性记忆,其毁灭性的影响和意义,不仅存在于直接受到犹太人大屠杀事件影响的个体和他们的后代中,还存在于全人类中。

参考文献

Auerhahn, N. C., & Laub, D. (1984). Annihilation and restoration: post-traumatic memory as pathway and obstacle to recovery. *The International Journal of Psychoanalysis, 11*(3): 327-344.

Axelrod, S., Schnipper, O., & Rau, J. (1978), Hospitalized offspring of Holocaust survivors: problems and dynamics. Paper presented to the Annual Meeting of the American Psychiatric Association, May.

Barocas, H. A., & Barocas, C. B. (1973). Manifestations of concentration camp effects on the second generation. *American Journal of Psychiatry, 30:* 820-821.

Bergmann, M. V. (1982). Thoughts on superego pathology of survivors and their children. In: M. Bergmann & M. Jucovy (Eds.), *Generations of the Holocaust* (pp. 287-311). New York: Basic Books.

Chused, J. (1991). The evocative power of enactments. *Journal of the American Psychoanalytic Association, 39:* 615-638.

Freud, S. (1917e). Mourning and melancholia. *S.E., 14:* 239-258. London: Hogarth.

Freyberg, J. T. (1980). Difficulties in separation-individuation as experienced by offspring of Nazi Holocaust survivors. *American Journal of Orthopsychiatry, 50*(1): 87-95.

Green, A. (1986). *On Private Madness.* London: Hogarth.

Grinberg, L., & Grinberg, R. (1974). The problem of identity and the psychoanalytical process. *International Review of Psycho-Analysis, 1:* 499-507.

Grubrich-Simitis, I. (1984a). From concretism to metaphor: thoughts on some theoretical and technical aspects of the psychoanalytic work with children of holocaust survivors. *The Psychoanalytic Study of the Child, 39*: 301-319.

Grubrich-Simitis, I. (1984b). Vom konkretismus zur metaphorik. *Psyche, 38:*1-28.

Jacobs, T. (1986). On countertransference enactments. *Journal of the American Psychoanalytic Association, 34:* 289-307.

Jacobs, T. (2000). Unbewusste kommunikation und verdeckte enactments in analytischen setting. In: U. Streeck Errinern (Ed.), *Agieren und Inszenieren* (pp. 97-127). Gottingen: Vanderhoeck & Ruprecht.

Kestenberg, J. S. (1972). How children remember and parents forget. *International Journal of Psychoanalytic Psychotherapy, 1-2:* 103-123.

Klein, H. (1971). Families of Holocaust survivors in the kibbutz: psychological studies. In: *Psychic Traumatization: After-effects in Individuals and Communities.* Boston: Little & Brown.

Kogan, I. (1995). *The Cry of Mute Children: A Psychoanalytic Perspective of the Second Generation of the Holocaust.* London: Free Association Books.

Kogan, I. (1998). Working with Holocaust survivors' offspring: from trauma to history through clinical intervention. *Psycho-analytic Psychotherapy in South Africa, 6*(1): 30-41.

Kogan, I. (2002). Enactment in the lives and treatment of Holocaust survivors' offspring. *Psychoanalytic Quarterly, 71(2):* 251-272.

Kogan, I. (2003). On being a dead, beloved child. *Psychoanalytic Quarterly, 72*: 727-767.

Kogan, I. (2007a). *The Struggle Against Mourning.* New York: Jason Aronson.

Kogan, I. (2007b). *Escape from Selfhood.* London: IP A Publications.

Kogan, I., & Schneider, C. (2002). The Nazi heritage and gender identity. *Journal of Applied Psychoanalytic Studies, 4*(1): 49-62.

Laufer, M. (1973). The analysis of a child of survivors. In: E. J. Anthony & C. Koupernik (Eds.), *The Child in His Family: The Impact of Disease and Death* (363-373). New York: John Wiley.

Lipkowitz, M. (1973). The child of two survivors: the report of an unsuccessful therapy. *Israeli Annals of Psychiatry and Related Disciplines, 11:* 141-155.

McLaughlin, J. (1992). Nonverbal behavior in the analytic situation: the search for meaning in nonverbal cues. In: S. Kramer & S. Akhtar (Eds.), *When the Body Speaks: Psychological Meanings in Kinetic Cues* (pp. 131- 161). Northvale, NJ: Jason Aronson.

Moses, R. (1993). *Persistent Shadows of the Holocaust: The Meaning to Those Not Directly Affected.* Madison, CT: International Universities Press.

Rakoff, V. (1966). Long-term effects of the concentration camp experience. *Viewpoints, 1:* 17-21.

Renik, O. (1993). Analytic interactions: conceptualizing technique in light of the analyst's irreducible subjectivity. *Psychoanalytic Quarterly, 62:* 553-571.

Sandler, J., & Sandler, A.-M. (1978). On the development of object-relations and affects. *International Journal of Psychoanalysis, 59:* 285-293.

Schafer, R. (1982). *Retelling a Life.* New York: Basic Books.

Sonnenberg, S. (1974). Children of survivors: workshop report. *Journal of the American Psychoanalytic Association, 22*: 200-204.

Volkan, V. (1987a). *Six Steps in the Treatment of Borderline Personality Organization.* Northvale, NJ: Jason Aronson.

Volkan, V. (2002). September 11 and societal regression. *Group Analysis, 35*(4): 456-483.

第二章

断裂的链条：创伤与战争的"遗产"

维拉·穆勒－佩斯纳

创伤犹如遗产般代代相传，只需历史上的一瞬间，就能赋予这份遗产不同的意义。新的关联一旦出现，就会重塑创伤继承者的使命。像犹太人大屠杀事件这样的历史事件，在长达六十多年的跨度中，历经代际嬗变，跨越不同地区，不断以新的审视创伤的方式呈现在我们面前。

第二次世界大战后，许多留在波兰的幸存者改头换面，以波兰人和基督教徒等"安全身份"取代原本犹太人的身份。六十多年后的今天，不断有家庭发现原来自己的血管中流淌着犹太人的血液。许多家庭里的老一辈成员在弥留之际坦白自己是犹太人，并且要求被安葬在犹太人的墓地里，他们的家族历史也因此而改变。

从小信仰天主教的波兰人，在发现父母是犹太人后突然面临着身份上的窘境。他们得重新定义自身的宗教身份，感受其家族在犹太人大屠杀事件叙事中的恐惧，了解与之的联系，并建立一个新的身份去整合这部分体验。1990年，波兰大约有4000名犹太人；到1996年，波兰犹太人总人口在1万到2万人之间，而且这一数字还在上升，其中并不包括外来移民。

当人们发现自己的家庭与犹太人大屠杀事件有某种关联时，他们会感到极为震惊。这种冲击仿佛形成了一个心理空洞，而因为不知道该如何填补这个空洞，幻想便应运而生——伴随着无法想象和形容的恐惧。即使是在繁华的大都市，这种无法形容的恐惧也依然存在。前任民主党候选人约翰·克里（John Kerry）是一位虔诚的天主教徒，很多年后他才发现祖父弗雷德里克·克里（Frederick Kerry）——出生时名叫弗里茨·科恩（Fritz Kohn）——是一个犹太人。直到1997年，克林顿政府的前国务卿马德琳·奥尔布赖特（Madeline Albright）才得知祖父母们中有三位是犹太人。这些发现揭示了家族中的秘密，同时下一代的家族史也被改写，他们的身份认同感不可避免地会随之改变。

埃里克森（1959）认为，维持身份认同感的关键在于自我在面对命运改变时，需要有保持内在一致性和连续性的能力，这是生存所必要的。同时，环境上的改变也会影响创伤传播的方向和力度。家庭的故事有助于塑造我们的身份感，并且指引一条可紧握、增补和传承的叙事线。我们对家族史耳熟能详，并且知道自己能成为什么样的人。我们对家族过去与现在的特质熟稔于心，这让我们与先辈们的行为方式建立了联系。

历史、文化和宗教在很大程度上构成了一个人的自我身份。尽管若意识到自身来源于不止一种文化，会带来更丰富的身份感，但在波兰这一传统意义上天主教和犹太教势不两立的国度，当一个人在生命走到一半时，却突然发现自己同时身兼天主教徒和犹太人这两种身份，是一件难以承受的事。毕竟前者被认为是"国民"特质的一部分，并被社会广泛接纳，而后者在历史上曾是"令人厌恶、无法被信任的少数派和创伤的受害者"。

众多幸存下来的犹太人转入"地下"，随之消失的是他们的宗教传统。这些人的后代融入了"多数人"的圈子，对先辈们的遗产和无意识的生存策略一无所知。他们或许对"异类"的存在稍有觉察，即那些"圈外"的宗教流派和少数派，这些群体构成了无意识中的罪恶的身份，每个人都害怕与其混为一谈。他们自认为自我身份稳固可靠——与他人的相似性是自我的特点之一，深植于相同的感知和相互认同。特定历史时期和社会政治环境塑造出的身份感，是人们理解世界的方式。他们通过"现在"去默认"过去"和当下所处的阶层，仿佛血脉里有一个从未中断的内在传承，并将继续代代相传。

接下来的故事，讲述了时间、社会和战争的力量如何迫使人们为了生存而不得不做出牺牲——家族宗教身份必须对配偶和孩子保密，这就打破了家族传承的连贯性。我将和你分享一些访谈片段和团体活动资料，来自我1998年到2000年期间在波兰开展的活动（在此之前经历了为期一年的研究、筹款和培训）。我希望建立一些互助团体，为那些发现家族真实身份后感到痛苦纠结的人们提供一个"抱持性环境（holding environment）"。在此期间，我们与波兰的工作人员紧密合作，将这些组织命名为"断裂的链条（Broken Chain）"。团体成员在成长过程中并不了解犹太人大屠杀事件，也跟犹太人大屠杀事件没有直接联系，同时也并不一定想被当作犹太人。每位成员只能用自己的方式走出身份危机，每一个故事都是复杂和多维的。

一个农夫有三个儿子，一天他告诉其中一个儿子，说尽管自己深爱着他，视其如己出，但他的农场和土地只能属于拥有天主教血统的孩子们——这个孩子是一个犹太人，当年农夫把他从死亡边缘救了下来。这个孩子在50岁时突然发现自己并不是原本所认为的那个人，于是辗转于华沙的档案馆，开始寻找他"真正的"家庭。

一位牧师常常照着镜子，寻思自己和父母的相似之处，并且很纳闷为什么父亲恳求自己不要当牧师。这位牧师告诉母亲，他感觉他们保守着一个有关自己的秘密。1978年，当他的母亲住院时，他再一次问起了那个"秘密"。最终，母亲承认他是被收养的，实际生于1943年，父母是犹太人。养母告诉他，在他生母恳求她收养他时说："您是一位虔诚的天主教徒。您相信耶稣，耶稣曾经是犹太人。所以看在您的信仰上，请救救这个孩子，希望他长大以后能成为一位牧师。"这位名叫罗穆瓦尔德维斯·肯尼尔（Romuald Waskinel）的牧师闻之十分震惊，因为他果然实现了他的生母的遗愿。他不知何去何从，于是给教皇写了一封信以寻求指引。后者支持他在卢布林天主教大学从事的牧师和教师的工作。他的犹太名字是雅库布·韦克斯勒（Jakub Weksler）。

我逐步认识到，我工作的这群人才刚刚开始承受第二次世界大战带来的创伤。他们并没有亲眼见过恐惧，也没有经历过移民。随着时间的流逝，创伤造成的内心空洞不断被扩大，造就了他们的身份危机。这种危机感是内部的，也是社会性的，并且可以传递两三代人。对那些持"反犹立场"的人来说，这就好像在家里发现了"敌人"一样。而对那些"异类"而言，他们则倍感羞耻，想躲起来、需要倾诉、想赢得接纳，或者想尽办法要把这件事遗忘。当然，还有一些人从不觉得自己是"异类"，并且热衷于从犹太教中找到"精神乐土"。无论是从个体层面还是社会层面，当天主教众发现自己或亲友，例如伴侣、父母、朋友和牧师的犹太血统时，内心都可能有一种被背叛的感觉。

我采访的对象是不同代际的犹太裔波兰人，在发现自己犹太人身份之初，他们努力想要接纳自己并得到他人的接纳，在这期间他们会感受到各种冲突和挣扎。每个特定的年龄段都有不同水平的焦虑：年轻人仍心存理想主义的幻想，但又难敌来自家庭的巨大压力；当谈婚论嫁时，他们会倍感焦虑；如果是在婚后才发现自己的身份，他们又格外担心伴侣的排斥，并担心是否会丢掉工作；当涉及孩子时，焦虑的内容是要不要以及该在什么时候将真相如实相告。宗教教育依旧是其学校课程的一部分，那些不去参加宗教课程的孩子常被认为是犹太教徒或是吉卜赛人，并且往往被社会排斥。

阿格涅丝卡（Agnieszka）发现自己是犹太人时才17岁。她在与我们的访谈中迟疑了片刻，才坦述当时的情形是何等的艰难。当时她的父母在国外旅游，她孤身一人陪伴在祖母身边。不巧外祖母在一场车祸中丧生，因为无法联系到父母，阿格涅丝卡六神无主，打电话给住在邻村的姨妈求助。姨妈闻讯后，立刻赶来协助操持葬礼。外祖母死亡证书上的姓氏让阿格涅丝卡感到困惑和震惊，因为它像是个犹太人的姓氏。她向姨妈求证，姨妈确认了她的猜测——她和她的母亲都是犹太人，但这件事对她的父亲和兄弟来说仍是个秘密。"这么说，这是个家族秘密了，"她说，"我的母亲保守着这个秘密，但我的姨妈并没有。"阿格涅丝卡请姨妈告诉自己一些家族历史，她被告知外祖母在战争中是靠着躲藏在一个雅利安小镇中的园林工具箱下而存活下来的，只有在晚上才敢出来寻找食物。

阿格涅丝卡还想了解更多有关家族的历史，当母亲回来后，她向母亲询问真相，但却遭到了母亲的矢口否认。母亲说在战争时期许多家族都更换过姓氏，她们并不是犹太人。在阿格涅丝卡反复地追问下，母亲才告诉了她实情——前提是她保证不告诉父亲或兄弟。我问阿格涅丝卡，这个秘密对她有什么影响，她紧紧地握着脖子上的十字架说："我是一个天主教徒。我该怎么说呢？我真的不知道怎么去看待这件事，我已经迷失了自我。"她说这个秘密使她与父亲和兄弟的关系变得紧张，因为家里不时有人发表对犹太人不友善的言论。她不想再保守这个秘密了，但是母亲执意如此，而她认为父亲是一定会理解的。

阿格涅丝卡在天主教学校接受教育，她在学校里听到了一些反犹主义的言论。每次听到"犹太人去死吧"这种言论时，她都很想说点什么，但又感到十分矛盾和害怕。她不知道自己是该继续当天主教徒，还是成为犹太教徒，唯一确定的是内心中对波兰人这一身份的忠诚和认同。然而她又要与持犹太人身份的母亲保持一致，这让她内心中有了一种分裂感。她开始觉得自己的自我中存在令人鄙视的"异类"的部分，而与信天主教的"大部分人"的认同感则慢慢丧失了，就好像一下子把家族的历史、未来和传统全丢掉了。

瑞吉娜（Regina）告诉我，16岁时，她幸福的生活在一个稀松平常的日子里被彻底打破了。当时她正在和母亲一起削土豆，闲聊间提起了一些自己对于宗教的矛盾感受。瑞吉娜小时候受过洗礼，她与父亲的关系很亲密，常常一起去教堂。然而在13岁时，她因为一场和牧师的争论变得十分排斥宗教。在长时间的沉默后，母亲借着这个机会，压低声音坦白自己出生于一个犹太人家庭。母亲从未将这个秘密告诉过任何人，包括她的丈夫。

一连数月，瑞吉娜都难以适应。她说："得知母亲是犹太人后，我很难搞清楚自己是谁。"不过，在20世纪80年代，人们已经可以通过一些书籍来了解身为犹太人的意义，以及犹太人与波兰历史和文化之间的关系。1990年，一位美国的拉比*来到华沙，帮助那些希望寻根问祖的犹太人收集资料信息。在接下来的几年里，瑞吉娜公开了她对犹太教的信仰追求，并决定过一种"犹太人式"的生活。尽管母亲因为女儿决意要搬离家庭，去过一种犹太人式的生活感到伤感，也对女儿在波兰做一个犹太人的未来而揪心，但还是接受了女儿的选择。

而父亲不再和她交流，他变得暴怒不已，因为女儿向他的儿子散布了有关"犹太人的事情"，而后者是一个天主教徒。女儿回应说，父亲的儿子也是她的兄弟，她分享的也是他的家族传承。父亲开始疏远自己的妻子和女儿，表示如果当初母亲表现得像瑞吉娜那样的话，他绝不会和她结婚。家庭的分崩离析让瑞吉娜心碎，与父亲的分离也极度痛苦。她尝试写信给父亲，向他解释为何要寻找犹太人传统，并且表示她无意把弟弟和父亲分开。她唯一希望的只是兄弟能和她一起去探寻这两种传承，因为母亲是犹太人。父亲表示永远不会原谅她，他只希望天主教在孩子及其后代中代代相传，宣称她已经变成了一个陌生人，并且永远不会再接纳她。

另一位访谈对象优拉（Ula）在23岁时被母亲告知了自己犹太人的身份，她当时吓坏了。在搞清楚自己的宗教信仰之前，优拉不会考虑结婚——甚至怀疑作为一个犹太人，自己能不能找到一个合适的结婚对象。她已经到了谈婚论嫁的年纪，但对犹太人在波兰抚养孩子的前景心存疑虑。优拉感到时机在与自己作对，要是自己能更早些知道这件事，就能有更充裕的时间来整合自我的感受了。

---

* 拉比（Rabbi），犹太人中的一个特别阶层，是老师、智者的象征者。——译者注

成年人面临着更复杂的冲突。对家族的历史、在社会上的位置，以及家庭传承的未来走向，成年人有着更多顾虑。45岁的斯蒂芬（Stefan）是两个十多岁孩子的父亲。他告诉我，他是在波兰的一场风波中知道自己犹太人的身份的。发生在1968年的波兰清洗运动，只是反犹主义浪潮的开始。那年他年仅17岁，身为教授的父母遇到了一些麻烦。对这么迟才知道自己的身世，他有一种被剥夺感，但同时由于之前不知道真相，他也免于因真实身份受到伤害。他知道外婆嫁给了一个德国人，却不知道她是因为需要一个德国丈夫来保护自己免受犹太人身份的伤害。他说："他们不该瞒着我，但正是我的不知情为我提供了更多的安全感，一旦我知道了便会失去它。我觉得在波兰做一个犹太人不是件容易的事情，因为他们不被当作真正的波兰人。就像背负着双重身份，既备感压力又十分困难。"

我问他有几个孩子，他们又是否知道自己的犹太血统。对于是否告诉孩子真相，斯蒂芬十分矛盾。一旦他们知情，就意味着少了一层安全感，但他又表示，由于家里出现了一些变故，他别无选择。一次，15岁的女儿在放学后讲起了在学校里听到的嘲弄犹太人的笑话。他抓住这个机会，把犹太人的身份告诉了女儿和儿子。他说："当得知真相的时候我非常震撼，好在我从来没有反犹的倾向，所以还没有那么无法承受。我希望能知道更多关于犹太人的事情，也希望早点知道自己是个犹太人，了解家族的历史和传统非常重要。因为不了解真正的自己，在某种程度上我浪费了很多时间。我对自己的了解很肤浅。"

互助团体中的有些成员了解反犹思潮，甚至自己曾经也可能有反犹倾向。但是因为不知道自己是犹太人，他们从来不觉得这种仇恨是针对自己的。对被当作天主教徒来抚养的人来说，在一个天主教徒占多数的国家里被迫害是一种巨大的冲击。如今，他们认为自己是那些被讨厌的少数人，并且害怕成为被仇恨的对象。有些人不情愿地承认，他们直到确定没人看见才前来会面。很多人不敢把真相告诉伴侣和孩子，觉得自己去不了天主教堂，而那时犹太教在波兰又是不合法的。他们觉得自己彻底地丧失了身份感。

原本他们生活的世界和周围人是一样的，但犹太人的身份一经曝光，他们的生活（包括过去）就悄无声息地改变了。那些反犹的朋友无意中制造了一种气氛，使他们在公开场合附和或是回避反犹言论都十分困难。对于那些需要依靠他人获得工作安全感的人来说，保持这个秘密尤为重要。一些成员觉得犹太人的身份令他们很难受，希望能够忘掉自己的身份或是将其束之高阁，对犹太人的反感使得他们很难成为其中的一员。

又要把身世告诉孩子，又要让他们对同学保密，这让父母忧心忡忡。一名女士哭着问我们，如果孩子需要将家族的这份遗产隐瞒起来，以避免自己和家人受到伤害，他们又怎么可能为之自豪？另一位成员虽然告诉了儿子犹太人的身份，却不知如何帮助他找到这个身份的意义，因为她觉得犹太人的身份只是一个空壳。她说："这个身份是空洞的，我不知道这里面有什么可以传承给儿子。"有几个成员只与家庭成员之一分享了这个秘密，但也就将这个人卷入了旋涡，因为他无法对复杂的家庭关系保持忠诚。

在互助团体中，有人会谈及犹太人的历史和血统的积极价值，但是这些声音很容易从正面转向负面。有人会提及犹太人甘心委身于贫民窟避难，还有人认为犹太人迫害和杀死了耶稣基督。有一个成员说家里总是担心最坏的事情会发生，对此她一直迷惑不解，直到知道了自己犹太人的身份，谜团才终于解开，这让她感到释然。对家人的过去的了解拉近了她与家人的关系，哪怕这会让她的处境变得不那么轻松，但没有什么比获得整合更为重要。另一个成员报告说家人从来不会做任何规划，也不考虑未来，生活总像是危机四伏，不管做任何事情，仿佛都难免失败。他很快意识到在这样的世界观背后，是犹太人大屠杀事件的阴影和抑郁的情绪。

一名女性觉得她的父亲令她窒息，却找不到原因——他几乎不让她出门。她也不明白为什么母亲会用嫌恶的语气跟父亲说："你哪知道什么是战争？你是被藏在地板底下的！"现在她终于明白，对孩子的过度保护是犹太教的传统，而这一传统源于创伤。她明白了自己在某种意义上也是被"藏在地板底下的"，现在她需要走出来了。

小组谈论了犹太人大屠杀事件，这对了解自己的家族来说具有新的历史意义，让他们有了情感上的真实依托，可以进一步了解这份遗产如何悄无声息地传递到下一代身上。大家开始感受到对各自家庭所承受的创伤的共情和哀伤。

几周以后，一位男士谈到他无法将自己犹太人的身份告诉妻子，这让他非常沮丧。一位女士回应说，她告诉了两个孩子，却没有办法告诉丈夫。另一位女士表示自己告诉了丈夫，但是却不敢告诉公婆——她丈夫觉得自己不喜欢犹太人，他的父母估计也会有同样的感觉。对于家人得知自己的犹太血统后会有怎样的后果，大家非常恐惧。主题转向了建立在谎言上的及不得不用谎言维系的婚姻，成员们讨论了这些谎言带来的后果，以及透露真相可能会发生些什么。也有几位成员在告知配偶后得到了他们不含偏见的接纳，这让他们如释重负。

如今，波兰的环境大为宽松，人们终于迎来了这样一个历史时刻，让新一代承受创伤传递的人们有探索和疗愈的机会。那么到底传递下来的是什么，他们又面临什么样的任务？我们可以说，现在的情况始于大屠杀事件，并始终与之息息相关。当创伤被视为一种外化了的"坏"形象，他们就不可能无视它，以一个不完整的犹太人身份重新开始自己的生活。"断裂的链条"的成员需要与自己充满创伤并一度迷失的犹太人身份建立联结，才有能力走向身份的整合。需要时间来调整自我和力比多投入（libidinal investment）的方向以及改变心理组织，个体内部相互对立的群体身份的转向需要被修通。

当我询问那些纠结于自己犹太人身份的成员为何还要留在波兰时，一些人回答说波兰的土地中有许多犹太人的血液，离去就像是一种背叛。这个"血液和土地"的暗喻和纳粹的理念有几分相似———一种整个民族合为一个躯体，并流淌着同样血脉的幻想，借此实现与客体的结合。对血液象征意义的使用，也许是与攻击者认同，代表了一种复仇——修补幻想。通过留在波兰，振兴犹太人社会团体来实现犹太民族和血脉的重生，意味着曾经失落的犹太血脉的胜利。或者，犹太人大屠杀事件的创伤可能会改变它的机能，使之成为一体。

治疗社会性创伤的需求是巨大的，尤其是美国"9·11"事件再次对社会造成了重创，我们依然面临着一个可能延续的悖论：一方面，我们不停地在无意识中将创伤以及与创伤有关的活动传递给下一代；另一方面，我们对创伤的沉默又让其失去了意义。我们理应继续研究，解读并阐述创伤的循环模式，以便后代理解他们所继承的创伤遗产的意义和影响。

参考文献

Erikson, E. H. (1959). Identity and the life cycle. In: *Psychological Issues, Part 1* (pp.1-171). New York: International Universities Press.

第三章

叙事和象征的创伤性关闭：
死本能的衍生？

多里·劳布

通过一个详细的临床案例和相关文献梳理，本章试图说明巨大的精神创伤事件之后，在叙事的形成、象征，甚至在精神分析的聆听和理解过程中出现的失败。本应该清晰明了、一看便知的地方却出现了令人费解的断裂和缺失，探索的好奇心也停滞了。作者尝试解释在所发生的现象：在强烈的创伤中内在的好客体——"内在你（inner thou）"彻底被摧毁，与之的内在对话被终止了。作者想阐释在所设想的联结、象征和叙事形成被中止的过程中，死本能派生物所起的作用。一旦对客体投注力比多能量的束缚被解除，认同了攻击者（内在世界中仅存的客体表征），死本能的衍生物就会被释放出来。我们将在另一个案例中讨论和说明遭受了严重创伤的病人的精神分析治疗意义。

一个反移情盲点的案例

该分析师是精神分析训练候选人，个案是他当时接手的第一个干预病人。分析师曾是一名儿童幸存者，他5—7岁时是在一个纳粹集中营度过的。

在开始治疗工作前，他在美国的移民身份出了问题，其精神分析训练面临中断。协会给出忠告，如果他不能保证可以在美国驻留足够长的时间，那么就既不能开始首个干预工作，也不能继续训练课程。他觉得自己又要被驱逐了——从目前居住、工作的国家流放、流亡，还得不到受训协会的保护。最后，美国的移民法案发生了意想不到的变化，恰巧缓解了这场危机，他得以接手第一个干预病人。

个案的督导师是一位非常杰出的精神分析师，也是来自欧洲纳粹占领区的难民。他因灵活性、包容性，以及所撰写的有关精神分析新客体关系经验的原创性著作而为人所知、饱受赞誉。据其论述，需要借助新客体关系经验重新审视童年早期受损的客体关系，建立动态的治疗过程。

个案是一位年近30岁的女性，单身，是一个教师。她是家中的老大，有一个比她小5岁的弟弟。她认为弟弟是父母的宠儿，非常嫉妒他。除了工作，她的生活相当空虚。她几乎没什么朋友，更谈不上社交生活。她从未与任何男性建立过关系，也没有谈过恋爱。她的症状是间歇性抑郁、绝望和惊恐发作，也曾因惊恐发作被送到急诊室。

一躺在沙发上，她就开始怀疑分析师，从分析师的节制中解读出各种各样的意义。她觉得从一进治疗室开始，分析师就鄙视她，试图让她出丑。他是冷漠的、挑剔的。她将分析师比作自己的母亲，在她看来，母亲是疏远的，并且非常严厉。然而，治疗师的移情解释并没能改变什么。她频繁暴怒，大声喊叫，以至于隔壁的同事都幽默地询问分析师对病人做了什么，是不是在严刑拷问她。几年以后，分析师回过头来反思，觉得这个询问可能有重要意义。

从既往史来看，这位病人是在第二次世界大战前不久出生的，她的父亲在战争开始后就应征入伍了，在太平洋战区服役，于1942年消失了，命运未卜。父亲被认定为在作战行动中失踪，病人的母亲认为他已经死了。分析师可以想象一位抑郁、悲伤的母亲，对病人来说这个母亲很可能是不可及的。然而，分析中重建关系的努力也没起作用。

非常有趣的是，在三个月督导中断的空窗期中，分析师在一次研讨会上向同事报告了这个案例，此时病人的情况的确有所改善。研讨会上的每个人都对这位病人幻想中的爱情生活、她的梦，以及她和男性建立关系的可能性感到好奇。治疗师觉得向同事们报告这个个案比向督导师报告要轻松得多，也正是在这个空窗期内，病人和一位男性进行了她此生唯一的一次约会。

分析师对几乎中断其训练的协会的许多情感，潜藏在督导设置中，渗透了童年受迫害的体验，抑制了他进一步探索的创造性和分析的自主性。因此，当督导恢复之后，分析情境又恢复原样。由于分析进展不顺，督导建议该候选人让病人不再躺着，而是坐起来面对面讲话。分析师非常害怕如果遵循这个建议，他将失去完成分析训练所必需的学分，同时也害怕自己将被迫终止训练——班里近半的人因进展不符合要求而离开了。分析师感到被驱逐的威胁越来越近，这一威胁已严重影响他对病人的工作，沉重地压在他的心头。

病人更详细的个人史信息显示，父亲在战争结束时奇迹般地回来了，并且被授予银星勋章，这是美国最高的军事荣誉之一。但分析师和督导师对父亲失踪这几年的下落仍然一无所知，也都没有任何疑问——两个人都没觉得意外。分析陷入僵局，病人的愤怒还在一次次地爆发。在4年几乎毫无进展的工作后，分析师告诉病人他不知道该如何进一步帮助她，或许是时候换一个分析师了。

这一切都发生在1969年到1973年间。1973年，在分析因僵局而中断后不久，分析师在赎罪日战争*中担任了国防军的精神科医生，驻扎在以色列北部一个接受叙利亚前线伤病者的医疗中心。出乎所有人意料，精神疾病患者的比例高得惊人。后备军人直接从犹太教会堂被召集过来，编入临时团体，派上战场上，阻止叙利亚进攻。很多人突然置身战争，离开曾一起训练、服务、工作的战友所在的常规部队，没有熟悉的社会支持网络，面对巨大的丧

---

* 赎罪日战争一般指第四次中东战争。——译者注

失、伤亡，尤其是直接暴露于各种暴力之下，这都导致了心理失调。

分析师观察到，最严重的、治愈可能性最小的受害者，都是第二次世界大战大屠杀事件幸存者的孩子。有这样一个个案，他没有名字，没有家庭，没有记忆，来的时候处于严重的抑郁性木僵状态。分析师在灯光昏暗的帐篷里，一小时又一小时地陪伴他。慢慢探问后，分析师逐渐得知，个案在前线担任无线电操作员时曾看到坦克兵在路上停下来，然后在无线电上听到他们的声音——他听到了坦克兵最后发出的信息，他们被叙利亚坦克包围，弹药也用完了。这些经历与其多位家庭成员在第二次世界大战犹太人大屠杀中被杀害的记忆画面产生了共鸣，这些家庭成员们的名字会被提起，但是家人很少进一步谈论他们。对他来说，他们是无处不在的——尽管他们不在了，而且一直"被沉默着"。渐渐地，当继续做这种联结后，他从木僵状态中恢复过来，记起了自己的名字，认出了临产的妻子。他们以一名阵亡的坦克指挥官的名字来为其儿子命名。

另一个例子是一个因为精神激越状态而被送来的士兵。他语无伦次，情感、行为严重失控。他是一名武装警察，职责是阻止平民靠近前线，但未能成功拦截载有两名男子的汽车——车子被炸毁，只留两具血肉模糊的尸体，这让他联想到了一名被俘的叙利亚军官。在杂乱无章的叙述中，他谈到父亲讲述的德国党卫军将犹太儿童的脑袋往墙上撞的故事。前线的暴行触发了曾经听闻的有关暴行的记忆——那些故事伴随他的成长——超出了他的承受能力。尽管接受了大剂量的药物治疗和心理治疗干预，他的精神状态并没有改善，不得不被转到一个慢性病治疗中心继续治疗。

这两位男性都曾在家庭中暴露于大屠杀的暴力影响，这增加了他们面对战场暴力时的脆弱性。其他士兵可以运用惯常的防御，如解离（dissociation）、去现实化（derealization）、去人格化（depersonalization）等来应对这些创伤性经历，使自己更好地隔离出来。但对这两人来说，这些防御不再能发挥作用。极端的暴力持续在他们个人史中呈现，因此不可能被忽略或置于一旁。

在此后几年里，分析师参与了非常多有关创伤后应激障碍和创伤代际传递的临床工作。在反思前面提及的干预案例时，他开始以一种新的、不同的方式将有关内容拼接在一起。他突然意识到，个案父亲失踪的几年有一个极有可能的解释——他被关押在日本战俘集中营。分析师阅读过日本人虐待美国战俘的材料，也可以更好地理解为什么病人的父亲会被授予银星勋章——他可能真的遭遇了酷刑，而这种体验侵入了分析空间。

分析师意识到，个案父亲回来后，那对欢喜的夫妇决定再生一个孩子来庆祝，而病人可能正好被排除在这一庆典之外。可以想象，在战俘集中营关了几年之后，这位父亲很可能一直遭受着创伤后应激障碍的折磨，其中一些创伤体验也很可能传递给了女儿。分析师突然感觉理解了病人的恐惧、无助和由此导致的愤怒。不幸的是，他当时没有想到要询问病人父亲那几年的下落，或归来之后的症状，这本可能给他启发。这种理解姗姗来迟，他只能猜想可能那个父亲被噩梦折磨多年，因此在小女儿面前情感有所保留。

回头来看，突出的问题是分析师没有相应的好奇心，缺乏创造性思维。分析师自己童年集中营经历，是否使他忽视了病人可能在童年经历过与集中营相关的创伤。似乎分析师体验到自己缺乏反思和自我反省，这导致了他对摆在明面上的事情没有好奇心——即使不是显而易见的。他没有注意到自己并不知道个案父亲失踪的原因和失踪期间的下落。同样突显的问题是，督导师——甚至以其临床敏感性而见长——也没有留意这个问题。难道他也没有意识到自己创伤经历的影响？督导师自己被压抑的迫害记忆是否导致他没有看到相似的经历也可能发生在病人的家庭中？几年以后，分析师怀疑，这是否就是一个他及督导师双双出现反移情盲区的案例。

不幸的结果是一个绝望多疑的病人在躺椅上尖叫。分析师对她的抑郁的解释，是母亲在父亲失踪的时候充满悲伤和绝望，剥夺了病人应得的母性关怀。然而，没有听到的东西可能才是病人尖叫的实质，它可能更多与父亲在日本战俘集中营中严重且漫长的创伤经历有关。

在这个案例中，分析师和督导师对病人体验到并在分析情境中再现的经历进行了分析性倾听、联想、整合，并最终通过表征加以理解。在这样的工作过程中，他们令人费解的缺席——准确地说是停摆——让人惊讶。消失的父亲和他的归来所蕴含的意义，以及清楚地摆在他们眼前的这些资料，都没有被承认和探索。我们该如何解释这点？是否有可能病人所承接的代际传递的创伤经历，与分析师和督导师曾经历的大量生命创伤遥相呼应，产生了回响？这是否阻止了分析进程，导致未能对没有形成的联结进行共情性探询，最终让三个人的创伤离散、冻结在各自的位置上？是否这就是创伤经验的独特性，不局限于特定时间、地点，而在几代人间发生影响？

在回答这些问题之前，我想先回顾一下其他人在这个主题上的工作。威尔逊和林迪（1994）在著作《创伤后应激障碍治疗中的反移情》（*Countertransference in the Treatment of PTSD*）中研究了共情张力现象，并提出了"共情性退缩（empathic withdrawal）"这个新概念来解释分析过程中的这种时刻。这个概念可能与共情停摆（empathic shutdown）部分相关，但并非全貌。在我看来，原本应敏感于微妙的暗示的专业人员显现出明确的盲区，意味着存在一种比自我防御更强大、更深的力量。这些强大力量的起源将在随后探讨。

创伤经历的本质

为了理解这种现象，让我们转向创伤经历本身的讨论。临床医生和学者（Auerhahn，Laub & Peskin，1993；Caruth，1996；Oliner，1996）将创伤描述为发生"在那里（out there）"且并非与体验主体"我"有关的事件。创伤好像是与经历它的叙事者相分离的外部事件。通常，幸存者会述说他们确实像是生活在两个分离的世界中——一个是他们的创伤记忆（自成体系的、正在进行的、总是存在的）世界，另一个是现实世界。更常见的是，他们不愿意或没有能力调和这两个不同的世界。因此，记忆是永恒的，经验是冻结的。创伤是自动化的，没有目标也失去了意义。卡鲁思（1996）写道，"创伤经历……意味着某个悖论：直接目睹暴力事件的结果，可能就是完全没有能力去理解它。""创伤不仅仅是对有形生命的实际威胁，"卡鲁思告诉我们，"事实上，当威胁被如此看待时就为时已晚。因此，有关死亡威胁的心理冲击，并不是对威胁的直接体验，而恰恰是体验的缺失。'不能及时体验'这一点实际上并未完全为人所知。"

然而，尽管或许正因为它们彼此分离，拥有独立的生命，创伤记忆对生命延续的影响不可估量。范·德·考克（Van der Kolk）等写道："恐怖事件可能会被记得特别清晰，或者可能完全抵抗整合……创伤可以导致极端的记忆和遗忘"（1996）。无论如何，即使时光流逝，这些记忆依然强烈，一直被冻结，不可改变也不可替代。它们并不会经由联想网络的整合而被同化或者逐渐演变，而是保持着离散状态，以翔实的矛盾性固着，以及与之相伴随且笼罩其上的浓密而又具有吸引力的模糊性。它们与平常的记忆有本质上的不同。

范·德·考克及其同事的观点如下：

> 创伤经历最初是一种烙印式的感知觉，未经整理和转录就进入了个人叙事。对创伤人群的访谈，以及对其脑成像的研究，似乎表明创伤记忆以情感和感觉状态出现，几乎不具备语言表征能力。相较于寻常事件的记忆，它们的编码方式有所不同，可能因为被唤起的极端情绪干扰了海马记忆功能……表征能力对于正确的分类和整合其他经验来说至关重要，而创伤后应激障碍的病理核心正是无法在象征层面处理信息。

卡夫卡在一篇有关"9·11"事件的系列评论文章里陈述：

病人对灾难现场情况的评论如"我不能相信正在发生这样的事。这肯定是一部电影、小说或者科幻剧",描述了有关恐怖事件现实性的非现实感。

在采访奥萨马·本·拉登(Osama bin Laden)的副手时,展现的也是这种情形。

受访者说起本·拉登时的表现就好像他是一个摇滚明星一样,他们谈论恐怖分子在恐怖行动时的血腥场景如同描述电视节目特效。表演、舞台和道具往往有一种"超现实(hyper reality)"感,一种塑料性的光泽和硬度,与自然物质具有的"'延展性(give)'特征"现实形成对比,恐怖分子对现实的这种转换,也反映在受到恐怖威胁的个体接受所面对的现实时最初的无能感上。

在第二架飞机撞击大楼时,邻近学校的学生们聚集在窗户边——从那里可以清楚地看见世贸中心。另一位撰稿人艾尔莎·福斯特(Elsa First)这样描述这些孩子们的反应:

"最开始我们在大笑,因为觉得那是一场动作片,还有特效,"一个11岁男孩说道,"但是接着人们开始从窗户里往外跳,整栋楼着火了,然后我们就停止了玩笑,认识到这是真的。"

福斯特总结道:"认出那些无助的、坠落的身体,打破了防御性的去人格化。"

一位出生于广岛,在纽约工作的中年日本记者的证词里包含了更多层的联想和意义。她从位于市中心的办公室可以看到世贸中心,她对我这样描述当时的情景：

> 我能看到浓烟和大火，但我当时很忙，得为那天的会议做准备。人们蜂拥而至。直到后来我才清楚究竟在发生着什么——大楼倒塌了，我的丈夫可能已经死了。我跑到街道上，在曼哈顿街头仰望。我看到美丽的天空，阳光明媚；但向市中心望去，我看到滚滚浓烟，人们满身灰烬。

人们需要记住，这是一个日本女性，她记得故事的其他碎片。"人们在奔跑，像一股没有尽头的浪潮。几小时后，那里没人了。纽约变成了鬼城。"非常令人震惊的是，在这些记录里的记者、学校的孩子、心理治疗中的病人，甚至是恐怖分子本人，都无法从认知和情感层面理解当时到底发生了什么，人们使用框架——窗户、电视屏幕——容纳这些事件，又将其与体验到的自我隔开。

试图理解缺失

我们如何理解这些"缺失"，这些经验中的"空白"，以及当暴行闯入意识中时所采取的框架和疏远策略？答案就是加工新信息，吸收并把体验整合到内在世界表征中，这实质上是在内心建构一个新的结构。穆尔将创伤记忆定义为"建构在先前构建的现实上的新建构，它基于某些特定的直接体验。"（1999）。事实上，甚至可以是别人的体验。

那些所要建构的内容反而会淹没建构过程，因此只有当他人（others）有能力提供一种叙事时，建构才可能发生。被创伤的个体缺乏能力或机会（或者两者都缺）去开启、创造或整合这种互动，潜在现实超出了建构它的能力范围，其结果是某人的体验不仅没有创造现实，而且还完全丧失了参与其中的能力。

　　具体来说，是什么淹没了建构过程，进而淹没了建构者自己，导致个体彻底丧失参与自己现实的能力呢？

　　为了处理并吸收信息，我们使用了象征化的过程。在关于自我发展象征形成的论文中，克莱茵指出"象征不仅仅是所有幻想和升华的基础，而且更重要的是，它是主体与外在世界及一般现实关系的基础"（1930）。因此，为了感知、把握或参与现实，我们需要拥有象征化的能力。据西格尔所述，"象征形成能力决定交流能力，因为所有交流都是通过象征实现的"（1957）。她进一步说道："不仅与外部世界的交流需要象征，内在世界的交流，即自我交流，也需要象征"，以及"在我看来，通过象征与自身交流的能力是语言思维的基础，而语言思维是通过词语与自己交流的能力"。

　　弗洛伊德出版于1891年的一部关于失语症（aphasia）的早期专著（1953），强调了词语间的联系及词语与其他（感觉）元素之间的联系，也强调了该联系在意义创造上的重要性。他断定，一阶失语症或词汇性失语症，都只是词语表征的单个元素间的联结被打乱了；二阶失语症是一种符号性失语症，词语与客体表征（object representations）之间的联结被打乱了。弗洛伊德假定，一个内部心理事件（事物表征）与另一个心理事件（心理词表征）彼此联系，这种联系创造了符号——心理词。"所有与词语相联系的客体表征都是一种符号。说话就是词语的符号化，是整个身体心灵的表征"。里兹图强调，对弗洛伊德来说，倾听是一个主动的过程。

　　　　它要求某种与自我的内在对话：我们所理解的词语是讲话者的词语与我们对自己讲的内部词语的组合。内部言语已经有了一段心理历史，所以倾听就意味着将外部言语与内部言语相联系，最终，我们听到了内在的自己。

换言之，弗洛伊德认为，象征形成是在这种内在交流过程背景下发生的。我非常赞成这种将象征视为内在对话过程的理解。我们只有通过和自己讲故事，告诉自己内在的"你"是什么，才能理解自己的故事。

因此，现实只能在与自己情感协调的情况下才能被把握。然而，无论是对外部还是内部的"他者"，即所有对话关系中的"你"，巨大的精神创伤都是一种致命攻击。刽子手并不理会受害者对生命的请求，而是毫不留情地继续完成所执行的任务。"他者""你"以及与你的需要同调并做出回应的"他者"都不再存在，而对交流可能性本身的信念也消失了。不管是在外部世界，还是内部世界，不再存在"你"——一个人们可以与之对话的"你"。共情的二元体（empathic dyad）不再存在于个体的内在世界中，再也没有人可以求助——哪怕是在自己的内心。这是一种完全死寂的情境，没有生命和人性，充满了无物（nothing）的恐怖。正是这种恐惧的状态、灾难性的客体损失，迫使受害者将其唯一可用的客体——迫害者的客体——内化为一个恶性的自我客体（Kohut, 1971），即导致所谓的"与攻击者认同"。

基施纳（Kirschner）也以类似的方式写下了他对创伤的定义。创伤是一种人际事件或体验，它破坏了象征框架，从而有可能威胁到内在的"好客体"。他强调，"对于在他人的世界中情感参与的能力，好的客体——这里我明确指一种最具象征意义的内在的好——或许是精神生存必不可少的"。在总结其他精神分析理论家的研究时，他说：

> 我认为在费伦茨、克莱因、温尼科特和拉康（这个名单可以再扩大）等人的创伤理论中，根本上利害攸关的是持续地面临好客体被损毁和失去的威胁。因此，精神分析治疗的有效性与维持或修复象征性客体的功能密切相关。

死本能的角色

我要补充的是，正是好客体的存在使象征化的交流过程成为可能，并维持了与内在"你"的对话，而"你"为体验命名，提升意义，创造叙事。创伤完全破坏了好客体，突然地（或逐渐地）关闭了这一过程。

对费伦茨来说，创伤是一种完整的体验，在这种体验中，客体或他者因其行动或不能行动而使孩子感到挫败。在拉康看来，创伤是一种真实的、未被同化的体验，它抵抗象征化和言语，也就没能成为语言，被纳入意义的象征网络。对克莱茵而言，创伤来自本能受挫的儿童内化了所投射的愤怒，而在（随后的）抑郁位修复和保护好客体时，这一发展性成就可以当作创伤的解药。温尼科特的"足够好的母亲"也基于此目的。

我相信，如果我们假设存在无约束的、非中立的死本能衍生物（death instinct derivatives），即我之前提到的更强大、更深的力量，那么创伤体验的碎片化结果就能被更好地理解。精神创伤与死本能衍生物的释放之间的联系，可以在弗洛伊德关于精神创伤的消极影响的论述中找到，这种消极影响导致了"一种抑制——甚至是无法应对生活"。有意识的记忆首先受到被释放的死本能衍生物的破坏，进而抹去了创伤性客体丧失和创伤性经历本身——幸存者可能彻底遗忘或怀疑自身经历的真实性、准确性。其认同感和连续性可能会受到影响，投入亲密关系的能力可能被严重削弱，导致产生一种"我的生命注定孤独"的意识。我主张，正是（内在）好客体以及系于其上的力比多能量的创伤性丧失，释放了死本能一直被中立化的力比多力量，并在巨大创伤的余波中强化了其衍生物的临床症状。由于内在的回应性的"你"缺席了，就没有了对客体的依恋或投注。

跟随安德烈·格林（Andre Green）的思想脉络，由于好客体的丧失（亡母情结），与客体融合的自我再次残酷地体验丧失，"于内在变得和客体一样冷漠，只剩下消失的渴望，被抛向死亡和虚无"。在格林看来，"这是死本能的真实表达"。后来，格林的表述更加直白。他指出，"丧失的客体变成一个不可企及的好客体，我们开始处理虚无（空白的精神病，the blank psychosis）……以思考过程的阻塞、表征功能的抑制为特征……最终的结果是思想的瘫痪……心理活动的空洞（和一种）在注意力集中、记忆等上的无能。"

> "这种朝向虚无的趋势是死本能的真实意义"，格林假定存在"去贯注的自我……力比多没有返还客体的消极自恋"，源自"毁灭性本能，其唯一的、显著的倾向是最大限度地减少自我贯注"。

虽然我认为以上说法令人信服且非常准确，但也认为作者对其应用范围设置的限制使它并不完整，格林将这种现象局限于理解成长失败：婴儿，在一个"情感上死去了的"母亲身边长大，并且不能分化出一个自我贯注的个体，最终在一个"死一样荒芜的宇宙"中被自恋地耗尽，他会将部分的自我埋进"母性的墓地"。在这一点上，我要强调我的观点与格林不同：我相信同样的动力学和一种类似现象学观点，这些观点不仅适用于儿童象征性的丧失母亲，而且也适用于任何年龄阶段好的内在客体的创伤性丧失。

在本文开头的案例中，分析候选人也犯了和格林相同的错误。他将病人空虚的生活和分析移情中坏客体的重现与母爱的剥夺相联系——或者，用格林的话来说，与"亡母情结"相联系。他并不考虑（督导师也没有）这种可能性，即正是个案父亲在战俘营中可能的严重创伤性经历（在父亲可能的酷刑经历中好客体的丧失）通过代际传递，让坏客体进入分析空间。下面这个片段可以进一步阐述这一点。

一个青少年幸存者躲藏在一个地下矿井，她失去了大部分直系亲属，留下来的家人在犹太区遭到扫荡时全部死亡。在躲进矿井之前，她和一些亲人朋友在附近的森林中临时避难。那时，她目睹了侄儿被嫂子溺死——因为德国搜索队在森林附近搜索时他正在哭泣。幸存者曾试图重新回到犹太区内，与母亲和其他亲人住在一起，但是母亲粗鲁地把她打发走了——这救了她的命，但也深深地伤害了她。后来她加入了游击队，当一个年轻的德国俘虏被移交给她时，虽然她能手刃敌人报仇雪恨，但却选择包扎对方的伤口，并将其送去战俘营。

战后，她结婚生子并特别依恋她的儿子，总是把他留在自己身边，时常睡同一张床。她有持续的闪回（flashback）症状。当烧掉落叶时，她出现了惊恐发作，再次体验了大量家庭成员在熊熊燃烧的犹太会堂中死亡的情景。她整个人沉浸在另一个世界中——一个绝对会立刻陷入其中的世界。她的孩子们虽然和她很亲近，但都是"从另一个世界返回的人物"。她的儿子已经长大了，成为一位很有成就的知识分子。他一心一意地想找回母亲世界的历史——它的语言、成语和诗歌——不厌其烦。然而，在现实生活中，他却找不到理由为什么要这样做。他一直生活在一种"中间状态"，有时不吃饭，不洗澡，甚至无家可归。白天和黑夜似乎是连续的，与他人的关系也无法持续下去，而他最想要的——给年迈有病的母亲生个孙子——也无法实现。他甚至想过自杀。

着眼于将他母亲的过去——包括知道的和有意识不去知道的——重新融入他的生活的诠释毫无价值。具体的、表面上经历的创伤几乎没有为他们的记录留下空间。在职业生涯的某个阶段，他被邀请到另一个国家工作，那里的文化更接近他母亲家乡的传统。治疗师认为这是一个特别的机会，可以让病人找回自己，治疗师也确实这么直说了。病人出国了，很快找到了一个伴侣，对方坚持要他安定下来，成家立业，否则就离开他。他深深地爱上了她，实现了她的愿望。一回国，他就带着新婚妻子和孩子一起拜访了治疗师，向治疗师真实地展示发生的变化。

这个病人是另一个深陷"亡母情结"的例子，这使他没有独立的个人生活。只能重新体验母亲几乎不为人知的历史，她的痛苦、分裂及丧失。治疗师的干预是鼓励病人变换居住的地方，去一个让他感觉更自在更熟悉的环境，也实际上正是可以建构自己的生活的地方。

　　创伤性经历与被释放的死本能衍生物的另一个联结，发生于所谓的"与攻击者认同"，格林关于恐惧坏客体的消失的说法有助于理解这一点。空虚是最难以忍受的状态，受害者被迫不惜一切代价与坏的"内在"客体建立关系。遭受创伤的病人的自我已经被过度的刺激摧毁了，因为创伤性事件和好客体的丧失，他的保护屏障碎裂了，为避免无客体的恐惧和心理结构的解体，他会抓住唯一留下来的客体——施害者（攻击者）。

死本能与施害者

　　任何对受害者死本能衍生物的考虑，都必须纳入在施害者身上起作用的死本能衍生物，后者正是通过制造暴行，不可逆地越过了极限——摧毁了与他人本能的共情联结纽带，他人也不再存在于攻击者的内在世界表征。受害者所内化的正是无客体的、封闭的、隔绝的"死掉的荒芜宇宙"，而不是攻击者对"他者"的残忍和破坏性。施害者，通过将幻想和噩梦带入现实生活及谋杀"他者"，切断了人与人之间的联结，不再象征或升华衍生的毁灭欲望。他具体地实施了毁灭本身，因此排除了"他者"，损害了任何与其对话的潜在可能性，包括象征过程本身。

　　当没有人可以交流时，象征发生的背景也就不复存在了。具体性的、"象征性等价"（symbolic equation）的退行就发生了。正是施害者越过极限，才进入另一个世界，让人类的共情性联结不复存在。这简直就是启动并运行了死本能本身，进入人际相互关联的关系之外的"另一个世界"。这导致了死本能的自我永续与多重衍生，迫害者本人继续生活于其中，并将其传递给孩子们。因为他停止了表征和自我交流，所以并不"知道"到底发生了什么。叙事是平淡的、重复的、刻板的与贫乏的，充满理性且以自我为中心；对躯体的关注和强迫性的仪式取代了真实的生活。

在波兰斯基（Polanski）根据阿里尔·多夫曼（Ariel Dorfman）的戏剧改编的电影《死亡与少女》（*Death and the Maiden*）中，当强奸犯将要被执行死刑时，他忏悔的唯一价值在于对事实的确认。他不知道他对另一个人做了什么，只记得她身上散发出的气味有多香，她是多么美丽。他完全没有自我反思，对自己造成的伤痛没有任何诧异。他确认了这一历史性事件，但一点也不关注受害者的经历。他对她的恐惧、痛苦、羞辱及愤怒毫无觉察，在他身上也找不到关于悔悟的任何迹象。在死本能的支配下，询问是被禁止的。普里莫·莱维（Primo Levi）引用的奥斯威辛集中营的规则"Hier is kein Warum（没有为什么）"不仅适用于受害者，也适用于施害者，很能代表其对讲述、对话与询问问题的禁止。没有什么被确认，所以没有什么好说的。

施害者的证词通常包含很少的体验内容，就好像他们不在犯罪现场或者并没有做什么，这种证词让人感觉空洞。证词的倾听者往往对那种交流中的沉默有特别的体验。海蒂·莫尼希－马克（Heidi Moennich-Marks）和斯蒂芬·马克（Stephan Marks）——一位精神分析师和一位社会科学家——在德国的弗莱堡开展了一个研究项目，他们报告道：

> 以下是我们的一些观察和反移情反应：大多数受访者以极其专横、恶毒和自以为是的方式"发言"；他们以某种方式活现自己代表"优等民族"的一员。在访谈的过程中，我们常常感到被踩躏、排挤、掏空、悲伤、困惑、恶心，被虐待或被打倒。在访谈结束后的晚上，我们经常被充斥着战争或迫害的噩梦困扰。事实上，海蒂曾在一次访谈后遇到交通事故。

释放死本能衍生物的机制

我们识别出了创伤性经历释放死本能衍生物的4种机制。4种机制都与内部客体以及投注于其上的保护性力比多的丧失有关。

(1) 自我的边界和保护性屏障被创伤经历本身破坏，导致破坏性力量得到"解放"。这种破坏性力量形成"原始压抑"，这也许是死本能本身的一种表现。"通过约束兴奋，有机体延缓了自己的死亡衍生物"。

(2) 之前的交流导致了知识这一内在"他者"，内在"你"被抹除了（与死本能一直中立的力比多联结也消失了）。

(3) 负面自恋很可能由上述原因引起。

(4) 认同了施害者内在世界的死亡特性。需要强调的是，这种认同发生在被害者极度脆弱和无助时，被害者无法求助于外部或内部资源。可以说，被迫害者被"劫持"了，无论在身体还是情感上都完全听任迫害者摆布。典型的"斯德哥尔摩综合征"部分符合这一点——人质认同绑匪，甚至支持他们的政治信念。

治疗启示

我们如何治疗临床表现为死本能衍生物的病人呢？死本能悄无声息、难以觉察地运行。正如弗洛伊德所说，"必须承认，要理解这种本能会困难得多。可以说，我们只能推测它；就像是某些隐藏在爱神厄洛斯背后逃脱了侦查的内容"。因此，只是简单地命名作用很小。我们如何调动可以利用的力比多力量来抵抗它呢？

分析师和病人在整个死本能影响（一个巨大的盲点，看不见不言而喻的存在）下——可能就其本质而言——对那些惊讶感受的真实体验就是在重新力比多化（re-libidinizing），尤其当这种惊讶是自发的、相互分享的，并且增强了对新探索的好奇心和兴趣时。对重新力比多化来说治疗联盟是必不可少的。科胡特的"自体-客体"和温尼科特的"抱持性环境"等概念，对理解自体和客体如何重新力比多化，以及二者之间联系的发生非常重要。奥尔哈恩（Auerhahn）等写道："只有当幸存者想和某人在一起时，当一个故事在热情的听众面前被创造出来时，'我'和'你'之间的联系才被重新塑造了。"正如摩尔所说：

> 创伤的复原显然需要一种体验，这种体验很可能与婴儿最初和父母所经历的分享体验没什么不同，正是在父母的怀抱中，共享的经验第一次建立起来……母亲怀抱中的婴儿无法询问母亲是否相信他，这是毫无意义的。相应地，对严重创伤的个体来说，问题不是强奸是否发生或者奥斯威辛是否存在。用相关理论界定这种强大的、确实存在的痛苦事实是没有临床意义的。关键是，这种经历能被分享、建构和重构，而且是以调动、修复建构过程本身的方式重构，直到建立起一种整合创伤体验的最深刻、最统一的叙事为止。

按照格林（1986）的思考，"努力的目标是在双重设置下与病人一起工作，给他的叙事内容一个容器，也给他的容器一个叙事内容"。我们需要再次设定一个运行的程序，用格林自己的话："似乎对我来说，经典分析中唯一可接受的变化，是那些旨在为象征化创造最佳条件的变化"。格鲁布施-西米蒂斯（Grubrich-Simitis，1984）在给予犹太人大屠杀儿童幸存者工作的建议中强调，再建构父母过去经历中的具体事实，以及对犹太人大屠杀、死亡集中营的实际情况的情感确认，需要在治疗的早期阶段进行，这样的再建构能让他们重新开始隐喻化的进程。

　　我们能否考虑这样一种可能性，即在面对严重创伤的病人时，分析设置不再对分析过程所必需的安全性有所要求？之所以这样想，是因为分析设置本身正是创伤性事件活现和再体验的中心，据格鲁布施-西米蒂斯的说法，这具有去象征效果（de-symbolizing effect）。当创伤处于中心，"感觉发生了一些与分析设置相悖的事情"（Green，1986）——分析师和病人都感觉到了，但分析师感受得更清楚，因为他必须保护分析设置不被破坏。当分析师可以建构一定程度的结构，"成功地整合了早期经验并将其纳入一种形式"，他自己所拥有的、象征化的内部过程就开始了，"他创造了一种在分析关系开始之前尚未建立的意义"。不管这种意义是否正确，或者对病人传达了多少，或者病人能够及愿意接受多少，都是正在运行的临床过程的功能。在这一过程中，持续的交互协调和未来对结构的修正都是不可避免的。重要的是，在建构事实和意义的过程中，分析师的主动性始终领先分析对象一步，随时准备好了去了解对方。

　　基施纳说：

　　　　分析师现在意识到，治疗环境相对安全性的建立是创伤病人出现有临床意义的移情性重复的前提。之前，我对相对安全性的定义是：维护好客体，尽其所能表征象征秩序。必须说，似乎有必要采取更积极的措施为持久的分析工作提供安全、自信的氛围。此处我所指的是，在讨论病人所经历的"外部现实"（external reality）时，分析师要明确地表达兴趣、关心，乐于分享，并关注与病人共情性的联结。

　　我将以一个临床片段结束本章，这个片段来自本文开始时描述的候选人的培训分析。他本人是个记者，这个片段也以第一人称呈现。片段描述了他是如何走上受训分析师之路的，分析师不仅领先其分析对象一步，而且在某个时刻还为分析对象提供了与前述盲点密切相关的历史信息。

当我还是个小孩子时，我被驱逐到德涅斯特河沿岸摩尔达维亚共和国，那里被罗马尼亚军队占据——罗马尼亚军队是德军盟友。多年来，我记忆里的画面是和一个小女孩一起坐在布格河畔（布格河是冲突双方占领区的分界线），那是一个美丽的夏日，有绿色的草地、起伏山丘和蜿蜒的蓝色河流——像一个夏令营。我们5岁时还进行了一场辩论，争论人是否能吃草。我在1969年第二周的分析中讲述了这段记忆，幸运的是，我的分析师是瑞典人，他的回答是："我得告诉你一些事。瑞典红十字会从集中营的女囚那里获得了证词——其中一些妇女发誓说营地的条件非常好，她们每天早上都能坐在床上吃党卫军军官送来的早餐。"没有比这个例子更有力的东西来解释我的否认了。我不再谈论小女孩、绿色的草地、蓝色的河流，而是开始回忆其他事情——我自己的创伤经历。

结论

本章的必然结论是，在大量精神创伤存在的情况下，需要建立一个"允许客体关系产生和发展"的情境。在这个客体关系中，分析师参与构建一种"在治疗关系开始之前尚未建立的意义……分析师构成了一种缺席的意义（an absent meaning）"。之所以这样，是因为孤独的幸存者持续地面对可怕又艰难的任务——处理自己死本能相关的内部空洞，以及为避开这些内部空洞而编造吸收的所有东西。在文章最后一个片段中，它是布格河河岸的"夏令营童话"——充其量算是一种"伪叙事"（pseudo-narrative）。

为了认识并解决这些空洞，必须克服死本能所支持的大量阻抗。在第一个治疗片段中，这种阻抗在所涉及的三个人——病人、分析师和督导师——

身上全部起了作用。比克服阻抗困难得多的是，去除和撤销被内化的空洞世界和对迫害者的伪叙事，战胜"不顾一切与坏的内在客体维持关系的需要"。在最后一个片段中，分析师通过参与构建"一种在治疗关系开始之前尚未建立的意义"，处理了对内在坏客体几乎未经遮掩的防御（对集中营的回忆变成了对夏令营的回忆）。通过将自己作为一个客体，引入新的、启蒙性的历史信息（很可能是不为病人所知的事件的同时代见证者的叙事），病人因此得以解构充满死本能的"夏令营童话"，现在"有一个充满热情的倾听者存在"，病人能够被启动，重新回顾他的生活经历。

格林"亡母情结"的概念，对理解死本能衍生物与强烈精神创伤之间的联系有重要的价值。如前所述，他的错误在于将其相关性局限在个体缺乏母爱关怀上，我发现这种联系适用于所有内在"好客体"已被摧毁的强烈精神创伤。第一个片段中的分析师所犯的错误，就是接受了格林的观点：母爱剥夺本身就是病人症状的根源，因而未考虑病人内在好客体被摧毁的可能性，好客体被父亲可能遭受的创伤性经历所破坏。或许，这种忽视是死本能衍生物的另一种表现。

参考文献

Auerhahn, N. C., Laub, D., & Peskin, H. (1993). Psychotherapy with Holocaust survivors. *Psychotherapy: Theory, Research, Practice, Training, 30*(3): 434-442.

Caruth, C. (1996). *Unclaimed Experience: Trauma, Narrative and History.* Baltimore, MD: Johns Hopkins University Press.

Ferenczi, S. (1931). Child-analysis in the analysis of adults. In: *Final Contributions to the Problems and Methods of Psycho-Analysis* (pp. 126- 142). London: Hogarth, 1955.

First, E. (2002). The aftermath of September 11: parents and children. *International Psychoanalytic Association Newsletter, 11*: 43-45.

Freud, S. (1930a). *Civilization and Its Discontents. S.E., 21*: London: Hogarth.

Freud, S. (1953). *On Aphasia: A Critical Study.* New York: International Universities Press.

Green, A. (1986). *On Private Madness.* London: Hogarth.

Grubrich-Simitis, I. (1984). Vom konkretismus zur metaphorik. gedanken zur psychoan-alytischen arbeit mit nachkommen der Holocaust-generation—anlä-slich einer neuer-scheinung (From concretism to metaphor: psychoanalytic work with descendants of the Holocaust generation). *Psyche: Zeitschrift fiir Psychoanalyse und ihre Anwendungen, 38*(1): 1-27. [Also published in: From concretism to metaphor: thoughts on some the-oretical and technical aspects of the psychoanalytic work with children of holocaust survivors. *The Psychoanalytic Study of the Child, 39*: 301-319.]

Kafka, J. S. (2002). The mind of the fundamentalist / terrorist: terrorizing and being ter-rorized. *International Psychoanalytic Association Newsletter, 11*: 31-33.

Kirschner, L. (1994). Trauma, the good object and the symbolic: a theoretical integration. *International Journal of Psychoanalysis, 75*: 235-242.

Klein, M. (1930). The importance of symbol-formation in the development of the ego. In: *Contributions to Psycho-Analysis 1921-1945* (pp. 236-250). London: Hogarth.

Kohut, H. (1971). *The Analysis of the Self.* New York: International Universities Press.

Ley, R. (2000). *Trauma: A Genealogy.* Chicago, IL: University of Chicago Press.

Moore, R. (1999). *The Creation of Reality in Psychoanalysis.* Hillsdale, NJ: Analytic Press.

Oliner, M. (1996). External reality: the elusive dimensions of psychoanalysis. *Psychoana-lytic Quarterly, 65*: 267-300.

Rizzuto, A-M. (1993). Freud's speech apparatus and spontaneous speech. *The International Journal of Psychoanalysis, 74*(1): 113-127.

Segal, H. (1957). Notes on symbol formation. *The International Journal of Psychoanalysis, 38*: 391-397.

van der Kolk, B., McFarlane, A., & Weisaeth, L. (1996). *Traumatic Stress: The Effects of Overwhelming Experience on Mind, Body and Society.* New York: Guilford Press.

Wilson, J., & Lindy, J. (1994). *Countertransference in the Treatment of PTSD.* New York: Guilford Press.

第四章

创伤的代际传递：历史及临床观点

彼得·洛温伯格

创伤

"创伤（trauma）"一词来自希腊语"伤口的（traumatikos）"，意思是外在暴力导致的伤害，现在内科外科仍在使用这个术语。创伤一词曾仅限于形容身体在某一时刻的损伤，而现在使用此术语的重要性在于将其用于形容对心智、认同、感受及自体的伤害。如伊恩·哈克（Ian Hacking）所言："弗洛伊德比原子弹或福利政策更确切地改变了西方思想，如著名的俄狄浦斯情结（the Oedipus complex）已经为大众熟知。但是我们往往忽略了更为基本的部分，那就是弗洛伊德巩固并发展了精神创伤这一概念。"

在1916年第一次世界大战中期，弗洛伊德将生理创伤和心理创伤联系在一起，这并不是一件偶然的事情。

从心理学上讲，创伤就是一种暴力打击，是对自我概念和自我稳定性造成的伤害，是突然丧失的外在和内在控制感，而这些结果会影响到整个心理机制。我们现在意识到了存在作为连续谱的创伤和创伤性体验，创伤可能是突然造成的，也可能是慢慢累积的。弗洛伊德对创伤的定义是"人们在短时间内遭受超出心理承受范围的巨大刺激，并无法按照常理处理而产生的体验"。外在刺激过于强大，人们平时使用的应对机制已经无法调节，只能感受到不知所措的无助感。此时自我慢慢消失，生存的本能受到了威胁，情感和感觉功能也随之消退。在遭受这样的威胁时，人们的反应通常从最开始的冷漠、无力、解离、后退，然后到惊慌、恐怖、湮灭感、破碎的自体和不受控制的行为。

克里斯托和他的同事在1968年的一本重要著作《巨大的精神创伤》(*Massive Psychic Trauma*) 中开始对第二次世界大战的创伤进行研究。克里斯托的第一句话就阐明了他的主张："极端的创伤环境，如自然或人为的灾难，或是不能承受的社会环境所造成的影响，会使人的心理发生改变，甚至造成终生的问题。"他还将创伤构架为一个广泛的社会群体问题，并且提出了研究方向："我们关心人类的一切发展进程，我们必须观察社会中有害的影响，这有助于让我们了解灾难幸存者为何易于促成病态的家庭、群体和社团"。而他给出的答案并非正面——"幸存者综合征 (survivor syndrome)"："我们必须重新认识被定义为永久性社会退缩的症状，失眠、噩梦、长期的抑郁和焦虑以及广泛的躯体症状"。他总结道：

> 幸存者们会触发病态的家庭和社会群体，这些家庭中会出现施虐受虐和情感残缺的问题。而社会群体负载着罪恶和内疚，一切都被过去所占据，这些负面的印记会在一代又一代中传递……

这样的观点尤其受到奥恩斯坦质疑。她认为犹太人大屠杀事件前个体的人格、"核心或核心自我"的原则和价值观，都组成了创伤后恢复的资源。个体要建立精神连续体，将战前的心理健康韧性和创伤中所包含的极端贫困、混乱、恐惧以及犹太人大屠杀事件带来的镇压和损失联结起来，建立新的关系和一个允许哀悼的、稳固紧密的自我。人们之前的样子是他们心理韧性和恢复能力的基础（Ornstein，2003；Ornstein & Goldman，2006）。

　　许多研究发现与我有关犹太人大屠杀事件幸存者后代的临床经验吻合，但是我想修改创伤后遗症所包含的现象，确证创伤学习和适应的额外视角，以便重建个人生活和个人世界，使创伤不仅不会重复发生，而且能从根本改变现实，带来修复和补偿——这可以成为一个积极的社会建构方向。

临床观点

　　许多犹太人大屠杀事件幸存者的子孙都在接受治疗，或曾经接受过治疗。我们在此时此刻仍能看到那场灾难所带来的焦虑和防御，我在此大概总结一些临床特征：

1. 无法言说的秘密

　　总能感受到强烈的哀伤，但是从来没有人表达。父辈从不告诉孩子在集中营里发生了什么，也拒绝回答孩子的问题。

2. 渴望安全，避免危险

　　在意识和潜意识中都存在着这样一条信念："不要离家太远！"这一信念影响到孩子大学、工作、住宅等选择，也让他们错过很多发展自己人生的机会。

3. 广泛的不信任感与不安全感

　　每个人只信任自己亲密的家庭成员，这些家庭里时刻充满着"选择"和"别离"带来的紧迫感，比如说持有多国护照，在箱子里藏钱，还有未申报的国外资金。

4．处在生与死的边缘

如果选择心脏病学等医药专业，那么就要与充满着恐惧和死亡焦虑的来访者在一起工作。对患有心脏病的来访者而言，遵医嘱是必须的："医生告诉来访者什么，他们便做什么。"许多医生告诉我："我手里的手术刀决定着一个人的生死。"一场心脏外科手术可以让医生立马联想到从犹太人大屠杀事件中幸存下来的父亲，这种反向和逆转非常明显。现在儿女们知道了一切秘密，孩子们不是掌控生死的刽子手，他们是生命的拯救者，但是也同样经历着生死边缘的紧张和痛苦。这样的从业动机在犹太人大屠杀事件的幸存者中尤为突出，但并不是唯一。一位医学生的父亲死于冠状动脉栓破裂，而他又选择了介入放射学（interventional radiology）作为自己的专业，这其中微妙的升华和顺应有待充分阐明。

5．情感紊乱和否认

情感反应受到严重损害，变得极为微弱、不合时宜或者完全消失。一名医生之所以选择急诊作为自己的专业，是因为希望自己与父母的关怀爱意等情感保持距离，避免一段持久的关系存在。

6．对迫害的偏执观念

所有对手都被幻想为纳粹——包括医生和精神分析师。个体在群体和冲突环境中会非常敏感并预期自己会"出丑"。

7．对父辈有明显矛盾的心理状态

子孙对于遭遇大屠杀事件的父辈的感情是两种状态的混合体，一是怜悯并希望修复他们的创伤，另一端是鄙夷以及分离的渴望。

8．犹太人身份带来的矛盾心理

子孙一方面渴望获得反犹太主义的豁免权，与非犹太人一样在美国文化中取得明显的社会优势地位；一方面要避免自己的背叛行为和父母的文化身份带来的羞耻感和罪恶感。

9．长期的抑郁和哀伤

因为太多不可挽回的损失、个人和家庭的悲伤和愤怒、集体的创伤，父母长期处于哀悼中，孩子们也认同了父母的行为。

本的案例

22岁的本（Ben）是一名大学三年级的学生，3年前通过他哥哥的介绍来我这里进行心理治疗。他身材魁梧，有着绿色的眼睛和宽阔的脸庞，穿着非常随意（T恤和短裤）。他留着一头亚麻色的长发，有时候还扎着一个马尾。本看起来对学校生活适应良好，有一个谈了5年的女朋友。他主修音乐，闲暇时还玩吉他和架子鼓。即使可以选择更好的大学，但他最终选择了一所离家近的大学就读。他周游全国，只为了听最喜欢的摇滚乐队的表演。他曾经得过腰椎间盘突出，一年前还做了睾丸切除手术（有家族病史），而他本人描述这场手术时丝毫不带感情色彩："医生建议切除，所以我就做了手术。"他将自己描述为一个能够控制情感的人，认为女朋友的情感更丰富更感性。在本的眼里，他母亲很贴心，愿意为孩子做任何事情——甚至做过头了。父亲是一个批发商，是家里的主心骨，遇事波澜不惊，不会有过强或过弱的情绪反应。1998年春天，本患上了抑郁症，与父母一起去见过一个精神科医生两次，医生与他沟通了30分钟，给他开了抗抑郁药，但本拒绝服用。

本的奶奶是集中营里的幸存者，而在战争爆发时他爷爷年仅14岁。他的曾爷爷让他的爷爷骑上自行车一直往西走不要回头，后来他的爷爷入了伍，在战争中幸存下来。当我问到他爷爷在哪支军队服役，本没法回答，他的爷爷却从未谈起此事。根据我的观察，本符合我之前列举出的大屠杀幸存者后代的多种情况。他爷爷奶奶从来不谈论过去的经历，而本在察觉到家中那种"不能提及"的气氛之后，也就不多问了。

本的主诉是他在9月连着三天出现了急性焦虑发作（acute anxiety attacks）。之前的一次发作是在一年前的秋天，当时他满心恐惧，焦虑不安，呼吸急促，蜷缩成胎儿的姿势，喘着粗气，莫名地流泪。我详细询问了他在周年纪念日、犹太教的节日等可能与其发作有关的事件或者其他先兆性事件时的表现。

9月27日（犹太人的新年），本在午餐会上听见父亲和叔叔谈起了爷爷的情况。让他震惊的是，原来爷爷的妄想症和恐惧症是纳粹导致的。本的父亲不得不把他的爷爷从医院带回来，因为他的爷爷认为自己被囚禁了。本用"科学理智"的态度来看待他的爷爷的痴呆症和不久将至的死亡——死亡是一个值得欢迎的生命终结，但他也为那些幸存者的悲惨经历感到哀伤。

我分析了他情感上的分裂，一端是理智的、冷淡的、"科学的"达尔文主义，另一端充满了恐惧、害怕、迷惑等情绪，这些情绪导致他焦虑发作。在治疗开始后，他在10月4日又发作了一次，但是他已经能够克制并控制住自己的恐慌，这让他感到开心。

父母辈及所有德国人的创伤

第一次世界大战是20世纪最初也是最主要的灾难。这是历史上首次世界大战，所耗费的人力物力空前绝后。战争打破了传统政治体系建立的社会价值体系，许多国家需要处理战败、遣散士兵和失业等问题，面临恢复和平、赔偿、通货膨胀和经济低迷的状况。对整个欧洲中部地区，第一次世界大战不仅仅意味着战争中的损失，还意味着对规范的国家、政权和社会的全面摧毁，以及在绝望和抗争中重建的社会需要。

1916年，德国国民首次感受到巨大的物质短缺。1916年的冬天被称为"萝卜之冬（turnip winter）"，因为萝卜是人们唯一够吃的食物（Berghahn，1987）。1917年，政府每天供应的食物只有1000卡的能量，而健康标准规定一个人所需的能量最小值为2280卡。1914—1918年间，德国每100万人中就有四分之三死于饥饿（Erdmann，1963）。死亡率上升的原因还有流感、肺炎、结核病、循环系统疾病、白喉、斑疹伤寒、痢疾以及泌尿生殖器官等疾病（Bumm，1928）。战后3年出生的婴儿的平均体重比战前轻50~100克，儿童佝偻病、结核病和寄生虫病也很常见。因为营养不良，孩子们对抗感染、维持健康的能力已经被摧毁——也可以说是被战争剥夺了。

我从父母那儿听说了这些事，那些日子里充满了饥饿，一年只能享受一次乐趣——一家人共享一个橘子之类的（但几乎都留给我母亲了）。眼科医生曾问过我的母亲是否在集中营里待过，她否认了这一点。医生说由于长期营养不良她的视网膜受到了损伤，而这样的情况只在集中营幸存者身上发现过。我母亲立刻意识到，这是因为第一次世界大战时那些饥饿的日子造成的。在有关集中营的回忆的文献里，经常出现的一个主题是"永远存在的饥饿"（Kliiger，1992）。我猜测，因为集中营中残酷和饥饿的统治导致了颠倒且毁灭的状态，很多人将童年饥饿的消极体验转化为心理痛苦，最终"遗传"到无辜的后代身上。

第一次世界大战期间，欧洲中部的人民——尤其是孩子——饱受道德、身体和精神上的创伤。20世纪30年代早期，战争期间剥夺和创伤的经历，使得欧洲中部的年轻人将阿道夫·希特勒（Adolf Hitler）看作神一般的人物，并且深深地被其政治计划吸引。这些创伤性经历包括：①极度饥饿和物质匮乏；②战败带来的耻辱、崩溃和政治权威的羞辱；③父母在养育上的长期缺席。我们往往能在文学作品中看到这样的描写："战争后家里突然来了一位陌生人，孩子被告知那是从战场或者俘虏营回来的父亲"（Ernst Glaeser，1929）。

1923年，历史上最严重的通货膨胀时期出现了。这种恶性通货膨胀的特殊跨代效应是，德国公众对通货紧缩经济政策的价值深信不疑。1923年1月，1800马克*可以兑换1美元**；到了11月份，4.2万亿马克才能兑换到1美元。在当时的德国，大家都靠储蓄金、抚恤金和固定工资生活，他们在经济上被摧毁了。

这些内容都是来自我的家庭成员的口述。我的祖父是一位教育家，曾经是一个私人女子学校的校长；我的外祖父在汉堡的港口做酒品鉴别师，两个家庭的收入都容易受到战争和通货膨胀的影响。在那个年代，教育并不能饱腹，并且父母们都承担不起教育费用。而战时港口也没有贸易往来。在通货膨胀时期，酒品鉴别师的工资往往就用几瓶葡萄酒抵现，只能再拿去交换成食物。这些创伤在德国家庭历代传述，正因为如此，今天德国的政界（包括工会）都一致支持稳健的货币政策及反通货膨胀的工资政策。这使得在过去的半个世纪，马克一直是世界上最稳定的货币之一，直到1999年融入欧元体系。

冈瑟·格拉斯（Gunther Grass）的小说《蟹行》（*Crabwalk*）以创伤代际传递为主题，讲述了1945年1月30日威廉·古斯塔洛夫号沉没在寒冷的波罗的海中的记忆。这是一艘以纳粹官员命名的游轮（Grass，2002），船上承载着至少9000名难民和潜艇水手，还有共370名海军妇女辅助队、受伤士兵和一些前往波美拉尼亚的高射炮手。小说主角保罗（Paul）出生在这艘船上，他是一个作家，但从来未将这艘船上的故事和他出生的情境写成文字，即使

---

* 原德国货币单位；2002年7月1日起停止流通，被欧元取代。——译者注

** 美国等国货币单位，后来也作为储备货币在美国以外的国家广泛使用并成为国际货币。货币兑换时时更新。——译者注

他母亲为此唠叨并发怒。他的母亲图利亚（Tulla）和孙子康拉德（Konrad）之间的关系很特别，康拉德经营着一个憎恨新纳粹主义的网站：

> 她开始变得非常需要我的儿子，康拉德年仅10岁就落入了祖母的掌控。从她参加了幸存者聚会后，我成了一个无名小卒，我儿子则仿佛变成了王子，她抓着他灌输了各种各样的故事：飞行、暴行、强奸，她没有亲身经历过这些故事，但是她到处讲述……

格拉斯清晰地展现了祖孙之间的代际传递，以及父子之间的竞争。在这种竞争中，儿子在祖母和外人的世界中的地位超越了父亲。

浩劫与以色列

我于1933年出生在汉堡，6周大时父母便从德国迁居中国，因此我个人并没有体验过纳粹统治。我最大的堂兄弗雷德（Fred）于1925年出生，他一直在汉堡生活到1938年——生命的最初13年都生活在纳粹的统治下——也很清楚整个创伤的严重程度。他母亲告诉我，比弗雷德小4岁的弟弟放学回家时经常满身是血，但是并未跟父母抱怨过半句，他被纳粹青年殴打，但不想让他的父母难过。

弗雷德现在定居在以色列，他的儿孙辈无论男女都在以色列军队服役过，执行以色列军队的政策。以色列儿童会被组织去波兰参观曾经的犹太人种族灭绝营旧址。没有人能理解这种创伤代际传递，没有人能够理解为什么这种强烈的适应和改变过去的愿望仍然如此鲜活。那些在两代人前被弗洛伊德经典定义为无助、无力和绝望的人，现在却饱含自信、有能力保护自己且能行使自我保护的权利。

所有叙述和书写都不可避免带有作者的主观性，这篇记叙文是从我的这一代创伤者的视角书写的。创伤的代际传递所带来的悲剧可能会造成新的创伤。为了呼应，这篇文章包含了一位巴勒斯坦人的故事，她因失去家园或所爱而深受创伤。遭遇浩劫一辈的子孙已经成为以色列主要的军事力量（以色列人，尤其是当年浩劫的幸存者会说："谢天谢地！"），他们不可避免地遭受了代际传递的痛苦，也形成了永久的创伤。在1969年一个新闻发布会上，戈尔达·迈尔（Golda Meir）痛苦地捕捉到了这一周期性的悲剧以及以色列人面临的道德挑战，她说道："当和平到来时，我们可能会及时原谅阿拉伯人杀了我们的孩子，但我们很难原谅他们迫使我们杀了他们的孩子。"

美国神学家莱因霍尔德·尼布尔（Reinhold Niebuhr）谈到美国时，提出了权力不会给"道德"以借口（Niebuhr，1952）。无辜的人会受到伤害，这意味着创伤就如同圣经上的诅咒："发生在孩子的身上，发生在孩子的孩子身上，子子孙孙无穷尽也"。

结语

第一次世界大战中欧洲的经历及后果（如德国的恶性通货膨胀），以色列与巴勒斯坦的对峙，抗日战争等带来的物质匮乏、精神折磨以及实实在在对领土及家园的占领，给德国、以色列、巴勒斯坦及中国留下了持久的伤痛。在一些案例中，创伤并不来自个人的亲身体验，而是通过一种紧密的情感来传达，或是表达为家庭记忆、民族历史中的痛苦和无助。各种政治体制都在试图抵御创伤，避免其再次发生。

这种坚定的努力在情感上证实了代际创伤传递的力量和持久性。一个人、一个社会努力适应历史创伤，在补偿性的、甚至是修复性的现实中重建生活，改变现实。这样可能会带来社会建构的积极改变，但也可能——我已经在之前的案例中提到了——让创伤"反败为胜"，被伤害的消极体验转变成为另一个人的主动创伤。

参考文献

Berghahn, V. (1987). *Modern Germany: Society, Economy and Politics in the Twentieth Century.* Cambridge: Cambridge University Press.

Bumm, F. (Ed.) (1928). *Deutcshlands Gesundheitsverhaltnisse unter dem Einfluss des Welt-krieges.* Stuttgart: Deutsche Verlags-Anstalt.

Erdmann, K. (1963). Die Zeit der Weltkriege. In: B. Gebhardt (Ed.), *Handbuck der Deutschen Geschichte* (49-77). Stuttgart: Union Verlag.

Ernst Glaeser, E. (1929). *Jahrgang 1902.* Berlin: G. Kiepenheuer.

Freud, S. (1916-1917). Fixation to traumas—the unconscious, Lecture XVIII. *Introductory Lectures on Psychoanalysis. S.E., 16.* London: Hogarth.

Grass, G. (2002). *Crabwalk.* Orlando, FL: Harcourt.

Hacking, I. (1996). Memory sciences, memory politics. In: P. Antze & M. Lambek (Eds.), *Tense Past: Cultural Essays in Trauma and Memory* (pp. 67-87). New York: Routledge.

Klüger, R. (1992). *Weiter Leben: Eine Jugend.* Göttingen: Wallenstein Verlag [translated in 2001 as *Still Alive.* New York: Feminist Press at the City University of New York.

Krystal, H. (Ed.) (1968). *Massive Psychic Trauma.* New York: International Universities Press.

Loewenberg, P. (1983). *Decoding the Past: The Psychohistorical Approach.* New York: Alfred A. Knopf.

Niebuhr, R. (1952). *The Irony of American History.* New York: Scribner.

Ornstein, A. (2003). Survival and recovery: psychoanalytic reflections. *Progress in Self Psychology, 19:* 85-105.

Ornstein, A., & Goldman, S. (2006). *My Mother's Eyes: Holocaust Memories of a Young Girl.* Cincinnati, OH: Emmis Books.

Sun, Y.-S. (1927). *San Min Chu I: The Three Principles of the People*, L. T. Chen (Ed.), F. W. Price (Trans.). Shanghai: China Committee, Institute of Pacific Relations.

White, T., & Jacoby, A. (1946). *Thunder Out of China.* New York: De Capo Press.

第二部分

咨 询 室 内

导　言

　　临床工作，尤其是深度心理治疗中的无意识材料、关系动力学和情感交流，为理解创伤传递的性质、机制和后果提供了一个优先窗口：创伤传递的恐怖感和亲密感，以及创伤在移情中不可思议的重现。此部分中的每一章都揭示了该过程的某个方面，记录了强烈的情感、危机和移情—反移情困境，这些都是创伤心理治疗工作的一部分。传递，意味着创伤会对下一代产生影响，这些章节也说明了治疗师将如何卷入困扰、在随后的治疗中理解创伤，以及为来访者的未来发展提供支持。

　　维米克·沃尔坎提出了一系列反思：精神分析如何转向不强调现实世界事件对心理发展的影响，以及某些来访者回避临床结果和自我认识深度的代价。他认为，治疗师在自身生活中对历史创伤相关感受的抵制远超我们的认识，这种情感与来访者类似的抵制相吻合，即"相互惩罚的沉默和否认"。他继续深刻反思自己及祖辈生活中的现实世界事件，从而揭示在他的分析中，一些强有力且意义重大的东西是如何被忽视的。通过非常个人化的例子和一位来访者的详细案例，沃尔坎有力地说明了外部创伤事件与个人生活经历的内在愿望、冲突、防御和幻想之间相互"交织缠绕"的关系。

　　在我撰写的章节中，我认为创伤代际传递既是一种强有力的授权——来自父母的使命——也是一种对自主生活权利的剥夺。通过两个临床片段，我展示了社会灾难的"大历史"如何与个人生活的"小历史"相交织；来自父母的创伤传递如何与孩子的成长动态交织，以及这种传递如何进入治疗——通常以梦境的形式或见诸行动。弗洛伊德谈到人与人之间的无意识沟通，创伤的传递似乎使用了父母和孩子之间以及来访者和治疗师之间无意识沟通的渠道。

巴里·贝尔纳普通过沟通这一主题向我们展示了父母如何使用仪式和特殊的言语行为向孩子传递自己的创伤。在超脱时间概念的"舞台"和普通的社会关系规则中,"生活的教训"得以传递。下一代被要求表现出创伤,还得从莫名的创伤中"存活"下来,因此孩子们在成长中会感受到一种紧迫感,对于一些神秘的东西以及一些父母否认自己切身体验的要求感到恐惧。贝尔纳普用两个充满张力的临床片段描述了移情危机,即移情能够唤起来访者对父母的极端忠诚,并激发他们"为父母的生活战斗"。贝尔纳普认为,在这些情况下,反移情是一个潜在的关键资源,可以让我们清楚地看到隐藏在来访者材料中的"信号"。

弗吉尼娅·德莫斯将忠诚与不确定的经历——一位来访者对自己摆脱童年虐待进行斗争的详细描述,与父母生活中的虐待和创伤性损失有关——联系起来。考虑到父母一代未经处理的悲伤、剥夺、防御权利和成就取向,德莫斯认为这些动力与充满创伤的移民经历存在联系。她接着描述孩子认同了父母的防御和脆弱、自己特定的救赎使命,以及在照料父母时所隐含的角色颠倒。德莫斯的心理治疗包括与家庭一起工作,强调了来访者在家庭成员身份和个体真实性之间的激烈冲突。

弗朗索瓦丝·达沃因创作出了一篇精彩绝伦的堂吉诃德式的篇章。她游走于临床、文学及历史之间,向我们展示文学和历史可以是临床工作中强大的资源。达沃因用创意、戏谑、讽刺,甚至残酷的现代主义方式,哀悼严重的情感障碍。她认为创伤和精神病并存的现象,事实上是深陷困境的来访者近乎疯狂地研究官方叙事之外的家庭创伤的结果。最令人震惊的是,她指出来访者和治疗师之间的移情似乎存在巧合,还表明这种移情对来访者具有深刻意义,为治疗来访者奠定了可靠基础。她建议督导要像堂吉诃德一样,这乍听上去荒唐可笑、令人费解,但她是认真的,并向我们说明了原因。

第五章

内外部战争的交织

维米克·沃尔坎

　　本章探讨了创伤性的世界事件，如战争、类似战争的情况以及剧烈的变革对个人心理的影响，并提出了一个有争议的问题——在精神分析过程中，是否应该关注这些外部事件及心理表征。被分析者对当前或长期的创伤性世界事件的反应可能会严重干扰分析师对其心理冲突的常规分析，这些心理冲突源于现实或童年幻想。有时，有的分析师在精神分析治疗过程中不会考虑外部事件的影响，因为相应情绪会被带入咨询室，他们无意识地希望保护自己免受焦虑和恐惧的困扰。在本章中，我还将探讨祖先的历史如何融入被分析者的症状和性格。

忽视外部世界的创伤性事件

　　20世纪60年代中期，当我还是华盛顿精神分析研究所的候选人时，"自我心理学"在美国精神分析协会的推广下成为所有精神分析学院的主流理论流派。这种流派主张用弗洛伊德的结构理论来理解来访者的内心世界，将人格分为本我、自我和超我。它在临床上仅聚焦探索心理现实：被分析者的内心冲突、阻抗（resistance）、移情神经症（transference neurosis）的发展和问题解决。在进行精神分析时，我们主要的焦点不是来自外部世界的危险，或者外部世界对内部世界的影响。我们遵循了弗洛伊德的精神分析传统，在早期发展精神分析理论的过程中，他放弃了"性诱惑来自外部世界"的想法，认为刺激来自孩子内心的希望和幻想，从而形成精神病理学。因此，经典精神分析较少强调外部世界的实际诱惑对儿童心理发展的影响，其精神病理学一般来说认为个体只受重大的历史事件影响。

那时候有许多精神分析学派，但有些学派自认为比其他学派更坚定。例如，梅兰妮·克莱茵的追随者将自己确立为一个与自我心理学家竞争的强大群体。克莱茵的追随者甚至比自我心理学家还要多，但他们在治疗来访者时却避开了创伤性外部历史事件的影响。毕竟，梅兰妮·克莱茵自己就提供了一个著名案例，恰好和她在治疗中忽略了战争对来访者的影响有关。1961年，她报告了一个10岁男孩的治疗案例，来访者名叫理查德（Richard）。在治疗过程中，理查德一直生活在战争的恐惧下，这点却没有被治疗师觉察。理查德一家在战争期间搬到了乡下，他为此感到沮丧，我们可以很容易地推断出外部环境增加了他的焦虑。

克莱茵忽视危险的外部环境，仅仅是因为她的理论立场吗？她是在否认自己对外部危险的恐惧吗？当然，我们永远无法知道为什么克莱茵没有关注战争环境所造成的影响，以及为什么她在治疗理查德时，没有探讨外部战争和内部冲突的关联性。

然而，在其他情况下，分析师未能关注当前或长期的危险历史事件（也包括外部世界过去危险的事件），显然与他们对回忆和再次经历曾经的痛苦的抵触情绪有关。分析师自身的阻抗可能与被分析者的阻抗吻合，因此分析师忽略了对过去或现在危险的外部世界的考察。布鲁姆（Blum，1985）描述了一个犹太裔来访者在结束分析后再次开始的案例，说明当分析师和被分析者属于遭受了同一个外部历史事件严重创伤的大群体时，彼此的阻抗可能会在分析关系中显现出来。该来访者的第一个分析师也是犹太人，这位分析师没有在被分析者的材料中"听到"他们作为一个"大群体"在纳粹统治下共同遭受的创伤。结果，相互制裁式的沉默和否认弥漫在整个分析过程，未经分析的大屠杀残留物留在了被分析者症状里。布鲁姆写道：

> 虽然来访者和前任分析师都出生在欧洲，都是犹太人，但他们都没有讨论过摆脱偏执、战争、移民、成为难民、社会动荡、与家人和朋友分离，以及文化冲击等经历。多年来，他们彼此交谈时都没有提及对方的口音，也没有提到他们为什么要在美国而不是欧洲的咨询室见面。

布鲁姆继续指出：

> 分析中存在双重标准。思想和表达的自由受制于一些心照不宣的暗示——有些领域是禁区，应该保持沉默。这种"沉默的阴谋（conspiracy of silence）"（以及家庭沉默中的痛苦）通过剥夺具有情感意义的记忆和巧妙地转移讨论而得以继续。

我们只能猜想，在第二次世界大战后美国有多少犹太裔分析师，他们中又有多少因忽视了与犹太人大屠杀事件相关的外部现实而影响了精神分析治疗。我们也只能猜测，他们中的一些夸大了对所谓"经典精神分析"理论立场的偏见——在分析治疗中只关注来访者的内部世界。

我们现在清楚地知道，在第二次世界大战后的德国，德国分析师和德裔犹太分析师拒绝探索内外战争的交织和纳粹创伤对被分析者心理的影响。在20世纪60年代初期，犹太分析师安娜·玛丽亚·乔科尔（Anna Maria Jokl）在还未完成和一名德裔来访者及一名犹太来访者的分析工作的情况下，匆匆去了以色列，直到20世纪90年代中期，她才能将当时的分析材料拼凑起来，一览大群体下不同身份对分析情景的复杂影响。

说德语的精神分析学家，如古布利希-西米蒂斯（Grubrich-Simitis，1979）、艾克史代德（Eckstaedt，1989）和斯特雷克-费希尔（Streeck-Fischer，1999）探讨了德国和犹太来访者因为纳粹的影响具有"听力障碍"和共情困难的现象。事实上，艾克史代德早该注意到德国人在德意志第三帝国时期所经历的创伤，以及这种创伤对当代德国人自我概念的影响。1997年和1998年，我受邀与一小群德裔和犹太裔德国分析师一起工作，他们成立了一个组织，以打破在临床实践中对大屠杀相关问题的"沉默"。我意识到这种"沉默"是真实存在的，而且很难打破。

从20世纪50年代初开始，美国和欧洲的著名精神分析学家们（A. Freud，1954；Jacobson，1954；Stone，1954；Weigert，1954）开始探讨"精神分析的扩展范围"这一主题并撰写论文。弗罗施（Frosch，1954）总结了安娜·弗洛伊德对该问题的关注：

> 在讨论中，安娜·弗洛伊德提到了分析情景会引发分析技巧的变化。然而，她遗憾的是人们在治疗边缘障碍和精神病性的来访者上耗费了大量的时间和精力，但最终只得到了微小的治疗进展。在她看来，将这些努力用于治疗前景更好的、不太严重的病例会更有价值。

我们都知道，几十年后，精神分析师的咨询室挤满了边缘性来访者和其他人格障碍来访者，精神分析学家开始撰写各种新理论来解释边缘性人格和其他人格障碍及相应的治疗技术（Kenberg，1975；Kohut，1971；Volkan，1976）。除了重新考虑反移情相关概念和其他技术概念，精神分析研究范围的发展还受两个精神分析实践运动的影响：

（1）努力提出新的精神分析理论，解释那些超我尚未完全形成和整
合的来访者的内部世界。因此，似乎有必要超越结构理论，探索
某些不仅仅是"神经症"的来访者的内部世界——现在他们被
称为"边缘性（borderline）"或"自恋性（narcissistic）"的个体。
这促进了客体关系理论类型的发展，这一理论主要由奥托·克
恩贝格（Otto Kernberg，1975）系统化。我（Volkan，1981）在
分析具有完整自我表征的来访者时继续使用结构理论，而在治
疗不具有完整自我表征的来访者时则使用客体关系理论。

（2）人们越来越意识到来访者的外部和内部世界通常以某种方式
交织在一起。当然，这已是众所周知的。"边缘性"或"自恋性"
来访者对周围环境的反应更加强烈、更加公开，并经常试图改
变环境，或者根据自己的内在需求来感知环境。总的来说，这
类来访者内外世界的交织开始得到更多的关注。

随着精神分析讨论范围的扩大，人格障碍来访者开始引起精神分析学家
的注意，如具有边缘性或自恋性人格组织的人。我想还有另外一个原因，从
20世纪70年代开始，在美国、欧洲和以色列，分析师对重新唤起、体验纳粹
时期可怕的外部世界的抵制很大程度上已经消失了，越来越多的研究揭示了
幸存者（受害者和加害者）的心理创伤。

具有"经典"倾向的精神分析学家开始意识到，当任何特定历史事件
的具体性质成为前俄狄浦斯期或俄狄浦斯期冲突（pre-Oedipal or Oedipal
conflicts）和防御的镜映象征时，它就变得很重要。1986年，阿本德写道："内
部或外部日常事件会影响我们的心理整合，并导致情绪、思想和行为的波动，
这些都是我们所谓的正常人格的一部分"。他补充说，分析师不断受到内部和
外部事件变化的影响，不能简单地做一个纯粹的、没有变化的"分析工具"。

另一位著名的美国精神分析学家阿洛（Arlow）是自我心理学核心人物，主导了20世纪60年代和70年代美国精神分析发展，他在1991年写道：

> 相对公正地说，当今精神分析学家认为有更多的因素在塑造个体中发挥作用：动力学的、生理的、适应的、发展的、经验的和文化的。不同之处在于个体对这些因素的侧重。

回顾关于外部现实与内部愿望、冲突、防御和无意识幻想之间相互关系的研究，超出了本章的范围。尽管精神分析学家不愿关注它们，但其中一些研究实际上可以追溯到弗洛伊德自己的著作。我在这里指的是在精神分析治疗过程中，被分析者多种经验相互交织后各因素"相对侧重"的程度，这些经验包括战争、类似战争的情境和极端的政治变化。我们很快发现，即使是祖先所经历的历史事件的心理表征，都会出现在被分析者的内部世界。20世纪90年代，苏联解体后发生在前南斯拉夫、非洲和其他地方的世界大事，以及近来的"9·11"事件，都带来了大量对创伤的研究和对战争或类似战争情境下的心理学的研究。这些研究也在很大程度上影响了精神分析学家，例如国际精神分析协会于2005年夏季在里约热内卢举行了第44届年会，主题是"创伤"——包括历史事件造成的创伤，精神分析学家开始越来越多地关注外部世界事件。当然，外部世界的巨大创伤有许多类型，其中一些由像海啸一样的自然原因造成。紧扣本章主题，我重点讨论与战争、类战争情境、激烈的政治变革和恐怖主义有关的创伤。

与此同时，从20世纪80年代开始，直到20世纪90年代和21世纪前10年，精神分析领域出现了一种新的现象，被称为新的"多元精神分析现象"。换句话说，许多新的"学派"在"行业民主"的保护伞下，个个都声称自己是精神分析。在这种"民主"的方式下，甚至一些重要的精神分析技术和像动态无意识这样的经典概念也受到一些"学派"的质疑。据我所知，在某些圈子里，新的"精神分析技术"似乎只专注于来访者与一般外部世界（与战争、类似战争情境或政治变化没有必然关联的外部世界）的关系。而且精神分析师仅仅只"管理"来访者的生活，而不是试图改变来访者的内部结构。在我看来，一些"精神分析学家"现在已经开始表现出抵制被分析者的无意识状态，忽略来访者与外部世界的关系，并以一种令人迷惑的方式避开对来访者内外交织世界的仔细检查。

坚守传统的临床医生认为，在正确的精神分析实践中，对被分析者动态无意识的觉察非常重要，但他们有时也拒绝处理战争或类似战争情境对来访者内部世界和分析实践的影响。当然，人们也意识到了这些问题。2004年，爱尔兰心理社会研究所的埃利奥特、毕晓普和斯托克斯（Elliott，Bishop & Stokes）等人指出"精神分析的世界有一种倾向，即不在咨询室内严谨地解决社会问题，而是远程臆测"。有趣的是，他们声称社会的多样性"严重影响了对'正常'和'病态'的认识。此外，如果不能解决这个问题，反移情作用可能会导致精神分析'学派'之间形成敌对关系。"

"9·11"事件之后，国际精神分析协会成立了一个"恐怖与恐怖主义"工作组（Terror and Terrorism Working Group），挪威的斯维尔·瓦尔文（Sverre Varvin）和我编辑整理了大量论文。我认为，本书中由犹太裔和有阿拉伯背景的同事所撰写的部分也反映了爱尔兰同事们的担忧。在我看来，他们提到了反移情问题、中东局势的盲点及其对不同群体的内心世界的影响。

以色列精神分析学家伊兰·科根（2004）阐述了与战争或类似战争情境相关的、持续的危险外部环境对精神分析实践的影响。科根通过两个详细的病例报告，说明了精神分析师在长期危机时分析治疗的作用。在第一个案例中，科根能够忍受类似战争情境的外部创伤在来访者身上引起的恐惧。但在第二个案例中，她就像梅兰妮·克莱茵治疗理查德一样，在很长一段时间内只关注来访者的内部世界，试图抵消自己的被动感和无助感。因为科根与她的来访者一样，处在一个生命长期受威胁的外部世界中——以色列即将遭受化学或生物袭击，科根只对来访者的内部事件做了精神分析解释，却忽略了自己和来访者的恐惧。

另一个重要的外部事件带来了一个转折点——科根有了个孙女。在当时，婴儿出院时需要被放入小塑料帐篷里。人们认为这样一来，若在离开医院时遭受生化袭击，就能保障孩子的安全。科根设想了袭击发生的情景：她的儿子和儿媳戴着防毒面具，疯狂地试图将哭闹的婴儿放进塑料袋，不能触摸和安抚他。这种设想让科根意识到她无法应对现状，打破了她对外部危险的否认，使她转而可以应对来访者的恐惧。

选择性创伤

从20世纪70年代末到80年代中期，我和其他精神分析学家一起，参与了一个由美国精神医学会赞助的团队，该团队将有影响力的以色列人和阿拉伯人召集在一起参加一系列非正式外交会议（Volkan，1987，1988）。从20世纪80年代中期到21世纪初，我还参加了一系列非正式外交会议，代表包括来自美国和苏联、塞尔维亚和克罗地亚、土耳其和希腊等观点彼此对立的群体。当一方感觉受到对方的攻击时，他们通常会重新激活祖先历史中共享的心理表征。这种重新激活的共享心理表征来自祖先遭受创伤的历史，我称之为"选择性创伤"（chosen traumas）（Volkan，1991，2004a）。

"选择性创伤"是指一个事件的共享心理表征，这个事件曾使祖先遭受巨大的损失、感到无助、体验到落入敌手的羞愧和耻辱，以及承受难以哀悼的痛苦。虽然有些同事对"选择性创伤"这个术语存有异议，因为大群体不一定愿意成为受害者或蒙受屈辱。但我认为，可以说大群体同个体一样做出了无意识的"选择"。因此，"选择性创伤"这个术语准确地反映了大群体无意识地"选择"将上一代人对共同经历事件的心理表征添加到自己的群体身份中去。虽然这些大群体在历史中可能经历过许多巨大的精神创伤，但只有某些创伤变得特别，其共享表征会伴随几十年或几个世纪。通过选择性创伤，成千上万人共享历史创伤的表征，连接在一起成了"被选中的"。当选择性创伤被激活或面对"敌方"时，大群体的成员就彼此连接起来，试图修补其身份认同带来的伤害。

斯洛博丹·米洛舍维奇（Slobodan Milosevic）承认并支持塞尔维亚人的选择性创伤，再现了1389年科索沃战役的心理表征。根据后来在塞尔维亚流传的神话，有关这场战争和卷入战争的塞尔维亚人——尤其是被杀害的拉扎尔王子（Rince Lazar）——的故事中掺杂了一些宗教的元素和特征。战争结束后的6个世纪里，许多塞尔维亚教堂都会装饰以象征拉扎尔的画像。

1989年，随着科索沃战役六百周年纪念的临近，在米洛舍维奇的许可和鼓励下，拉扎尔600年前的遗骸——之前一直保存在贝尔格莱德北部——被放进了棺材里，并在一年之中被带到几乎所有的塞尔维亚村庄和城镇，接受大批身着黑衣的哀悼者祭拜。在这漫长的旅程中，拉扎尔的遗骸一次又一次地被象征性地埋葬，直到1989年6月28日才永久地埋葬在科索沃战场遗址，并用象征鲜血的红色石头建造了一座巨大的纪念碑。纪念日的这一天，米洛舍维奇按照计划乘直升机来到墓地，代表拉扎尔王子来到地球，寻找一个新的王国，一个"大塞尔维亚"。

因此，通过激活拉扎尔和科索沃战役的心理表征，米洛舍维奇和他的同伴们带着高涨的情感创造出长达一年的"时间坍塌（time collapse）"。他们将对历史英雄和事件的认知、感觉和期望转变为对当前"敌人"的认知、感觉和期望，且放大了敌人的威胁。

来自我自己的例子

我也将像科根那样展现自己生活中的材料（来自我的个人体验），这样做可能有助于理解外部和内部战争如何相互交织在一起。我个人的心理分析发生在接触非官方外交对话之前，也发生在访问诸如难民营之类的地方之前。战争或类战争情境在这些地方对受害者内部世界的影响是不可轻视的。在成功的分析之后，受分析者的大部分记忆都会被压抑，就像童年事件通常会被压抑那样。当谈到我的个人体验时，我们需要牢记这一事实。然而，我觉察到，与战争有关的两个外部历史事件影响了我的分析。

第一件事件与我在塞浦路斯度过的童年有关。塞浦路斯是一个地中海岛屿，位于土耳其以南，曾经是英国的殖民地。第二次世界大战期间，听闻德国人将要占领塞浦路斯，我父亲把家人——母亲、两个姐姐还有我（我当时正处于俄狄浦斯期）——转移到离首都大约30千米的一个村庄：他认为德国将派飞机轰炸首都，而这个远离首都的村庄将会确保我们的安全。然而，作为小学校长，父亲留在了首都，只在周末坐公共汽车到村里来探望我们。

我记得当时德国的飞机在村庄上空盘旋，低到我甚至看见了飞行员的脸。当然，我不知道所记起的脸是真实的还是幻想的。我和村里的其他孩子一起，从山顶上看见他们向首都投掷炸弹，也听到轰炸的声音。我会焦急地等待，直到下个周末见到我的父亲。现如今，我认为纳粹空袭塞浦路斯的这一历史事件与我的俄狄浦斯情结交织在了一起：轰炸可以杀死我的父亲——俄狄浦斯竞争的对手，然而我却可以在这个小村子里安全地待在母亲和姐姐们身边，我可以继续做她们的"小王子"，并且拥有一场俄狄浦斯式的胜利——当然也会让我愧疚。青春期时，身体发育快要接近父亲的这一事实让我极为不适。但在个人体验结束后，我更欣赏我父亲了——他是一个善良而勇敢的人。

我确信在个人体验中谈到了德国对塞浦路斯的轰炸，尽管我不记得分析师对此的任何评论。另一方面，通过分析师的著作，我确信他也认为我看到德国飞机轰炸"父亲"是我内心俄狄浦斯情结的反映。最有可能的是，他结合其他材料，利用这种理解来诠释并帮我修通了俄狄浦斯情结。

第二件与战争有关的外部事件，实际上发生在我进行个人体验时。

1963—1968年间我安全地待在美国，塞浦路斯却遭遇了恐怖袭击。塞浦路斯的土耳其人受到威胁，他们之前的居住面积占该岛37%，但被塞浦路斯的希腊人驱赶到只占3%面积的狭小领地中，被敌人围困，生活条件恶劣。我知道当时我家在首都的房子里住进了16个家庭，他们相依为命。我无法和父母，姐姐或者朋友直接联系。他们有时候甚至连着三个月音信全无，生死未卜；我还得知了之前一个同住多年的室友被希腊裔恐怖分子枪杀的消息。我躺在分析师的躺椅上谈论在塞浦路斯的同胞的遭遇，却不记得曾和分析师表达过对发生在千里之外的外部事件的担忧，以及作为幸存者的内疚。

　　我的精神分析师是个犹太人。在完成个人体验很久以后，我仍好奇他的个人史是否与犹太人大屠杀事件有直接联系，以及他是否也有作为幸存者的内疚感；我好奇他是否认为与犹太人大屠杀事件的严重性相比，1963—1968年间塞浦路斯的土耳其人遭受的暴行在某种意义上是微不足道的；我也好奇我所讲述的"塞浦路斯的土耳其人在贫民区生活了5年"的故事是否对分析师造成了不好的影响；在与我工作期间，他是否会通过忽略这些事件来否认它们？

　　20世纪60年代末，我结束了个人体验。自那以后，除了偶尔在一些专业会议上碰面时互相问候，我和我的精神分析师再也没有见过面。我一直觉得有他做我的分析师是我的幸运。我在专业成长中阅读过他的许多论文，觉得他是一个非常有天赋的临床医生，同时也是一位非常好的精神分析师。在结束个人体验几年后，我写了一本关于塞浦路斯种族冲突的书，试图通过自我体验探讨种族冲突对我内部世界的影响，但这些真的没有在咨询室的躺椅上被仔细讨论过吗？

　　在完成个人体验三十几年后，我的精神分析师去世了。那时我不在美国，直到我参加一个美国精神分析会议时意外看到黑板上的一则告示才得知他的死讯。我很快就发现失去自己的分析师是多么令人哀伤。我与他的心理表征非常接近，回想起在躺椅上接受他分析的情景，依旧历历在目，让人无比悲痛。我希望去他的墓地道别，于是写信给他的一个朋友——另一个精神分析学家——询问相关情况。他寄给我一篇感人的悼词，悼词中提及，他觉察到我的分析师心中有一个非常秘密的领域，这在某种意义上让他疏离他人。这强化了我之前的猜想，这个"秘密领域"与他的犹太背景有关，这也使他在对我进行分析时不会太多地关注我家人所处的危险的外部世界。

祖先的历史

到目前为止，本文中提到的外部历史事件与直接影响受分析者和精神分析师的情境有关。我将进一步阐明，祖先所经历的历史事件——一个世纪前或更早发生的事件——可能是构成我们精神生活的要素。我将把关注点转向生命中的第三个历史事件，它说明了祖先生活中的大型群体性事件是如何影响我们的（我没和我的精神分析师讨论过这个历史事件，因为该项研究是我在结束个人体验后才发生的）。

我母亲于1979年去世，那时离我结束个人体验已经过去了十多年。在一次去塞浦路斯的旅途中，姐姐顺口提到了母亲奇怪的行为——她从不洗衣服，总能让其他人为她做这件事。我小时候显然将她这种"性格特征"看作正常现象，从未好奇为什么她不洗衣服，再加上成年后我主要生活在美国，更是完全忽略了这件事，直到姐姐再次提起。

和姐姐的谈话是我开始收集母亲的祖先资料的原因之一。母亲出生时，塞浦路斯是一个属于奥斯曼帝国的岛屿。奥斯曼人在1570—1571年间从威尼斯共和国手中获得了该岛的所有权。母亲的祖父是位法官（类似于宗教最高法院法官），外祖父是管葡萄园的大臣（类似于农业部长）。

1878年，奥斯曼帝国和英国签订条约，把塞浦路斯岛"租"给了英国，作为回报，英国承诺在军事上给予协助。塞浦路斯仍是奥斯曼帝国的岛屿，但由英国进行行政管理。1914年，第一次世界大战开始，奥斯曼帝国与德意志帝国结盟，根据1923年的《洛桑条约》（*Treaty of Lausanne*），土耳其作为奥斯曼帝国的继承者承认了英国在塞浦路斯的统治，该岛成为英国的殖民地。

1878年，英国接管后不久，母亲的外祖父被从首都转移到乡下，而他的妻子，即"葡萄园大臣"的女儿则拒绝离开首都，这让他和他的家人都受到了羞辱。我的报告里没有详细说明的是，这一历史事件导致了严重的家庭问题以及家庭命运的崩塌。

母亲去世后，在侄女和他人的帮助下，我开始进一步研究祖先的历史。他们曾经的社会地位很高，奥斯曼帝国和英国的历史文档中都有记载，家族中有一些老人对此也有所了解，但我在成长过程中对家族历史没有任何连贯的认识。于是我得出了这样一个结论，即母亲不洗衣服这一"性格特征"与她试图与家族的荣耀时代保持心理联系有关。这样一来，她仍可以假装自己是"上层社会被宠坏的女儿"。我了解到，姐姐很久以前就得出了这个结论。更有趣的是，我开始意识到自己有一个相似的性格特征——一种固执和自恋的倾向，在某些情况下我宁愿死也不愿"降低"标准来执行某些任务。

对祖先生活的探索之旅和对国际关系的卷入使我清楚地认识到，在临床分析中，如果分析师能关注受分析者祖先的历史和代际传递的影响，将会更有助于分析工作，也是必要的。这种认识促使我和加布里埃尔·阿斯特（Gabriele Ast）、威廉·格里尔（William Greer）一起研究"代际传递"会如何发生，以及对某些特定的来访者（犹太人、德国人和吉卜赛人），与犹太人大屠杀事件相关的历史心理表征会如何卷入到他们的代际传递中。布伦纳在这本书的前言中提到，"经典"精神分析中有关历史的精神意象仍然存在争议。

布伦纳报告了孩子如何"进入一个心理时间隧道"，以及如何"将父母的过去与自己的成长经历编撰在一起"。当他用案例来说明这一点时，一些有才华的同事却争辩道：

既然分析只涉及精神现实领域，那么我们正在引入一个不必要的因素，这个因素只会"把水搅浑"且不利于治疗。尽管其中许多论点具有说服力，但我们仍然觉得，如果没有额外的步骤，许多问题仍然不能得到分析，透彻的分析需要理解历史真相。

其实，布伦纳所说的"额外步骤"通常需要由受分析者率先采取，分析师需要做的就是关注它。

在精神分析过程中谈论祖先的历史

汉密尔顿（Hamilton）在快60岁时开始接受精神分析治疗，他的主要症状是"迷恋"女性。他保存着一本册子，里面有100位女性的联系方式。如果到了晚上没有女性躺在他床上，他就会出现"妄想"症状。汉密尔顿4岁时，母亲已经又生了两个女儿。每次分娩后，母亲都会患上产后抑郁症，只能把汉密尔顿交给黑人保姆照顾。妹妹出生后，保姆被解雇了。因此，他不仅失去了理想中的母亲，也失去了"第二个母亲"（保姆），这让他余生一直在寻找一个完美的女性。此外，他还被父母虐打，自从迈入俄狄浦斯期，父亲就经常在被汉密尔顿称为"酷刑室"的浴室里用皮带打他，想让他养成"好"品格。

祖母多莉（Dolly）在汉密尔顿的成长经历中是一个重要人物，她经常拜访儿子一家。汉密尔顿知道多莉就是那个幕后策划者，她创造了"酷刑室"，并打着"为他好"的旗号制定了其他体罚的方式。正是多莉向她的儿子和儿媳鼓吹，提倡一种培养孩子"良好品格"的养育方法。多莉是一位德国医生的追随者，这位医生号称最了解如何抚养孩子。在对汉密尔顿的分析中，我们了解到这个德国医生就是丹尼尔·戈特利布·莫里兹·施莱伯（Daniel Gottlieb Moritz Schreber）。弗洛伊德研究过施莱伯儿子丹尼尔·保罗（Daniel

Paul）的回忆录，并准确地意识到施莱伯博士抚养子女时存在的问题，但当时弗洛伊德的准确性和观点受到了批评，我也无意就此展开争论。此事中关键的是多莉对此的解释——为了孩子的"品格塑造"。

从治疗一开始，我就知道汉密尔顿的祖先是英国皇室的亲戚，是罗伯特·李（Robert E. Lee）的邻居。在美国内战期间，他们为邦联而战。而当罗伯特·李投降后，他们失去了财富、威望和影响力（你能感受到这与我祖先的命运惊人地相似）。

我和汉密尔顿每周一起工作4次，持续了5年，并成功地完成了精神分析治疗。在第5年，我们开始考虑给分析做一个成功的收尾，但继萨达姆·侯赛因（Saddam Hussein）入侵科威特之后，美国在海湾地区发动战争的打算也变得越来越明确。在这个时候，汉密尔顿自发地采取了"额外步骤"，他开始对美国内战对祖先的影响及相应对他个人的影响都充满好奇。他"再次回顾"了自己的童年。

汉密尔顿将萨达姆·侯赛因和美国前总统布什都视为那个惩罚性的父亲。他回忆起以前常常觉得我是一个拿着弯刀的"可怕的土耳其人"，但与布什在海湾战争开始时用导弹进行"外科式精准打击"的形象相比，我的形象更温和，这个对比让他觉得很有趣。当在电视上看到空袭时，他迫切地想要了解过去生活中的那些重要人物，甚至那些他从未见过的人。他又一次想起了南北战争是如何影响祖母多莉的内部世界。他回忆起多莉家的一个行李箱，里面装满了与美国内战相关的照片。在他的孩提时代，家族会反复叙说这些照片的故事。他讲述了下面这个梦：

> 当时，伊拉克士兵正向我射击，子弹射穿一块木板将我击毙。我被放进坟墓中。我虽然死了，但能看到坟墓周围的人，他们都盛装打扮，我母亲站在一个穿着漂亮毛皮大衣的女人旁边。接着一些奇怪的事情发生了，我重生了。我走出坟墓，开始四处走动。所有

人变得像时装模特模型一样，其中还有一些黑人模型。我想把这些
模型放进我刚刚腾空的那个坟墓里。

梦中的木板代表了父母床头的木板。早些时候，他花了很多时间联想这
块木板。当还是个小男孩时，每当他病了，父母就会在床头放一张婴儿床，
让汉密尔顿睡在卧室里。在进行精神分析的最初几年间，汉密尔顿对这块
木板有很多联想：与父母的隔离、父母的拒绝、拆掉木板亲近父母的愿望、
俄狄浦斯情结的挣扎及愤怒。伊拉克士兵击穿木板的子弹，将伊拉克战争
与他童年时期的冲突和情感联系在一起，然后又与美国内战的意象联系在
一起。

梦中母亲旁边的那个女人，实际上是汉密尔顿几小时前在晚宴上认识的
一个富有的伊朗女性。他们谈到了伊朗、伊拉克、以色列以及战争。她坚持
认为，伊朗儿童都很"乖"，因为如果他们不这样，就将受到父母的惩罚。这
让汉密尔顿想起了自己的童年以及那时无法表达的愤怒。他在晚宴上表现得
很失礼，并对这个伊朗女性大喊大叫，后者其实象征着他严厉的父母和祖母
多莉。这件事就是梦的"日间残念"。

汉密尔顿花了一个月的时间在躺椅上对梦境中的模型进行联想。他还在
咨询室之外积极联想，收集有关资料。这些时装模特其实象征着他的祖先和
他们的黑奴。他的自我联想中最重要的方面，是发现了为什么祖母会成为施
莱伯博士的追随者，以及这又是如何深远地影响了他的童年及他后来人格结
构与症状的形成。下面是多莉的故事：

多莉是7个兄弟姐妹中最小的。美国内战结束时，她才6岁。
战争期间，多莉的父亲上了战场，留下一家老幼。他们居住在大农
场里，生活在饥饿、强奸和死亡的恐惧中。家族农场有一位年迈的
奴隶，名叫金，他曾为多莉的父亲工作，是一个值得信赖的人，被

多莉视为"保护者"。但当多莉的父亲回到农场后，金不辞而别，逃去了北方。汉密尔顿回忆起他的祖母曾在许多场合都说过："我爱金！"

意识到这一点，汉密尔顿明白了，多莉其实和他一样"被爱过，也被抛弃了"。当黑人保姆突然离开他时，一个相似的家族故事重演了。汉密尔顿得出了一个结论：在敦促儿子和儿媳——汉密尔顿的父母——"解雇"孙子的"第二个母亲"这方面，祖母多莉起到了一定的作用。多莉从未原谅过金，尽管她持续地"爱着"他，就像汉密尔顿持续地爱着他的黑人保姆一样。他带着一种来自内部世界的召唤去勾引每一个黑皮肤、黑头发的漂亮女人，甚至还勾引穿黑色长筒袜的女人！

内战结束后，多莉所有的兄弟姐妹都离开了农场，而年龄最小的她留下来当"老女佣"，照顾饱受战争创伤的父母。她的一个哥哥去了德国学医，并成为施莱伯博士的追随者。但事实上，施莱伯博士在美国内战爆发的那一年就去世了。

当多莉的哥哥回到美国后，他让未婚的妹妹多莉当他的"黑奴"，他试图用幻想来延续拥有黑人奴隶的古老家族传统。他会直截了当地对妹妹说："黑鬼，给我倒杯水！""黑鬼，给我拿把椅子！"汉密尔顿回忆道，多莉说她"心甘情愿"成为哥哥的奴隶。汉密尔顿和我都认为，通过"心甘情愿"地创造"黑奴—主人"的关系，多莉以一种反向形成的方式，受虐式地重建她与金的关系。这一次，她成为照顾白人兄长的黑奴。

多莉结婚很晚，她放弃了自己的受虐倾向，取而代之施虐倾向。她虐待汉密尔顿的父亲，认同她的医生哥哥，成了"多莉版"的施莱伯博士。后来还将对小汉密尔顿的施虐看作是在培养他的品格。

审查了梦中的"时装模特"之后，汉密尔顿准备把他们永远埋在他所创造的"坟墓"里。在这段时间里，我们采取布伦纳所说的"额外步骤"，把祖先们的故事及其对汉密尔顿的影响带到了他的分析中，我认为这使得分析更加全面。同样，他对孙辈们也更感兴趣了，他决定终结祖先从美国内战开始"遗传"的家族问题及其影响。

如果汉密尔顿没有审视祖先对历史事件的反应与他成长时期的个人创伤之间的内在联系，他能成功地完成分析吗？也许会。但是当他将自己理解为"储存器"，储存了一些曾遭受过战争的羞辱和伤害，并且只留下了受虐和施虐倾向的人的心理表征，他在对待自己与环境的关系时就获得了更大的内部自由。

结语

对是否将战争、类似战争的情境和变革的危险带入精神分析过程的争论仍在继续。我赞成关注外部世界的战争、类似战争的情境和变革，以及可能影响物理环境的剧烈或长期的历史危机。此外，我还试图说明，有时祖先对历史事件的心理表征在我们的心理构成中起着至关重要的作用。我建议分析师应考虑各种类型的代际传递。我还想重申，对历史的关注只能通过这样一种方式进行，即要阐明过去的实际创伤、战争、类似战争的情境以及变革——它们的心理表征——是如何与我们内部世界的发展、愿望、防御、冲突和幻想交织在一起的。在分析环境中，当分析对象意识到他们的某些症状或性格特征来自其祖先，或由历史事件引发，他们就更容易摆脱这些症状或性格特征带来的负面影响。同样，分析对象也能通过移情更好地修通自己与祖先的关系。

参考文献

Abend, S. (1986). Countertransference, empathy, and the analytic ideal: the impact of life stresses on analytic capability. *Psychoanalytic Quarterly, 55:* 563-575.

Arlow, J. (1991). Derivative manifestations of perversions. In: G. Fogel & W. Myer (Eds.), *Perversions and Near-Perversions in Clinical Practice: New Psychoanalytic Perspectives* (pp. 59-74). New Haven, CT: Yale University Press.

Blum, H. P. (1985). Superego formation, adolescent transformation and the adult neurosis. *Journal of the American Psychoanalytic Association, 4:* 887-909.

Brenner, I. (2002). Foreword. In: V. Volkan (Ed.), *The Third Reich in the Unconscious* (pp. xi-xvii). New York: Brunner-Routledge.

Eckstaedt, A. (1989). *Nationalsozialismus in der "zweiten Generation": Psychoanalyse von Hörigkeitsverhaltnissen* (National Socialism in the Second Generation: Psychoanalysis of Master-Slave Relationships). Frankfurt: Suhrkamp Verlag.

Elliott, M., Bishop, K., & Stokes, P. (2004). Societal PTSD? Historic shock in Northern Ireland. *Psychotherapy and Politics International, 2:*1-16.

Freud, A. (1954). The widening scope of indications for psychoanalysis. *Journal of the American Psychoanalytic Association, 2*: 607-620.

Freud, S. (1911c). Psycho-analytic notes on an autobiographical account of a case of paranoia (dementia paranoides). S.E., *12:* 3-82. London: Hogarth.

Freud, S. (1917d). Metapsychological supplement to the theory of dreams. *S.E., 14:* 219- London: Hogarth.

Frosch, J. (1954). Editor's note. *Journal of the American Psychoanalytic Association, 2*: 565-566.

Grubrich-Simitis, I. (1979). Extremtraumatisierung als kumulatives trauma: psychoanalytische studien über seelische nachwirkungen der konzentrationslagerhaft bei _ berlebenden und ihren kindem (Extreme traumatization as a cumulative trauma: psychoanalytic studies on the mental effects of imprisonment in concentration camps on survivors and their children). *Psyche, 33*: 991-1023.

Israëls, H. (1989). *Schreber: Father and Son*. Amsterdam: Elandsstraat.

Jacobson, E. (1954). Transference problems in the psychoanalytic treatment of severely depressive patients. *Journal of the American Psychoanalytic Association, 2*: 595-606.

Jokl, A. M. (1997). *Zwei Fälle zum Thema "Bewältigung der Vergangenheit"* (Two Cases Referring to the Theme of "Mastering the Past"). Frankfurt: Jüdischer Verlag.

Kemberg, O. F. (1975). *Borderline Conditions and Pathological Narcissism.* New York: Jason Aronson.

Kestenberg, J. S., & Brenner, I. (1996). *The Last Witness.* Washington, DC: American Psychiatric Press.

Klein, M. (1961). *Narrative of a Child Analysis.* New York: Basic Books.

Kogan, I. (2004). The role of the analyst in the analytic cure during times of chronic crises. *Journal of the American Psychoanalytic Association, 52*: 735-757.

Kohut, H. (1971). *The Analysis of the Self.* New York: International Universities Press.

Lothane, Z. (1992). *In Defense of Schreber: Soul Murder and Psychiatry.* Hillsdale, NJ: Analytic Press.

Novey, S. (1968). *The Second Look: The Reconstruction of Personal History in Psychiatry and Psychoanalysis.* Baltimore, MD: Johns Hopkins University Press.

Samberg, E. (2004). Resistance: how do we think of it in the twenty-first century? *Journal of the American Psychoanalytic Association, 52:* 243-253.

Schreber, D. P. (1903). *Memoirs of My Nervous Illness.* Leipzig: Oswald Mutze.

Stone, L. (1954). The widening scope of indications for psychoanalysis. *Journal of the American Psychoanalytic Association, 2*: 567-594.

Streeck-Fischer, A. (1999). Naziskins in Germany: how traumatization deals with the past. *Mind and Human Interaction, 10:* 84-97.

Varvin, S., & Volkan, V. (Eds.) (2003). *Violence or Dialogue: Psychoanalytic Insights on Terror and Terrorism.* London: International Psychoanalytical Association.

Volkan, V. (1976). *Primitive Internalized Object Relations: A Clinical Study of Schizophrenic, Borderline, and Narcissistic Patients.* New York: International Universities Press.

Volkan, V. (1979). *Cyprus: War and Adaptation: A Psychoanalytic History of Two Ethnic Groups in Conflict.* Charlottesville, VA: University of Virginia Press.

Volkan, V. (1981). Transference and countertransference: an examination from the point of view of internalized object relations. In: S. Tuttman, C. Kaye, & M. Zimmerman (Eds.), *Object and Self: A Developmental Approach (Essays in Honor of Edith Jacobson)* (pp. 429-451). New York: International Universities Press.

Volkan, V. (1987). Psychological concepts useful in the building of political foundations between nations: Track II Diplomacy. *Journal of the American Psychoanalytic Associa-*

tion, 35: 903-935.

Volkan, V. (1988). *The Need to Have Enemies and Allies: From Clinical Practice to International Relationships.* Northvale, NJ: Jason Aronson.

Volkan, V. (1991). On chosen trauma. *Mind and Human Interaction, 4:* 3-19.

Volkan, V. (1997). *Bloodlines: From Ethnic Pride to Ethnic Terrorism.* New York: Farrar, Straus and Giroux.

Volkan, V. (2004a). *Blind Trust: Large Groups and Their Leaders in Times of Crisis and Terror.* Charlottesville, VA: Pitchstone Publishing.

Volkan, V. (2004b). *Kusursuz Kadının Peşinde* (Searching for a Perfect Woman). Istanbul: Bağlam Yayinevi.

Volkan, V., Ast, G., & Greer, W. (2002). *The Third Reich in the Unconscious: Transgenerational Transmission and its Consequences.* New York: Brunner-Routledge.

Weigert, E. (1954). The importance of flexibility in psychoanalytic technique. *Journal of the American Psychoanalytic Association, 2*: 702-710.

第六章

治疗阻抗和创伤传递

M．杰拉德·弗洛姆

来访者的权利和治疗阻抗

2010年是国际精神分析协会成立100周年，我想用弗洛伊德的两段话来概括本章节的讨论内容。第一句是关于精神分析临床轨迹的著名论述："本我在哪里，自我就应该在哪里（Where Id was，there Ego shall be）"（1933a，p.80）。某种意义上，这种描述预示着自我心理学的开始，引领了丰富的理论概念和临床技术观点的发展。概念方面的贡献包括驱力的潜在平衡，而技术方法尤其强调对支持性自我的综合掌握。

为了做到彻底"回归弗洛伊德"，拉康使用了弗洛伊德著作的德语原文，并将其重译为"它在哪里，我必须在那里（Where it was，there I must come to be）"（1977，p.129）。由此，他将"受控于他人"转换成"主观能动性"（正如弗洛伊德的一个谚语性比拟"马和骑手"）。拉康认为弗洛伊德的天才之处在于他发现了一种新的心理治疗模式。在传统医学模式中，医生利用自身知识去帮助来访者，而弗洛伊德的心理治疗模式倒转了医生与来访者的位置。虽然弗洛伊德自己有时也会挣扎于这种新模式，但他创立了一个临床情境。

在这个情境中，分析师成为来访者无意识努力抗争的目标。随着来访者逐渐用移情理解自己过去的经历，再回到此前经历的未完成事件，以探索患病原因。

拉康把注意力集中在精神分析的不同治疗目标上：病理学是客观化的外部表现，而治疗是为了促进主体的成长。拉康认为人的本质是追求意义，首先是追求对于他人的意义，人类活动的本质是努力把握自身的意义。创立精神分析情境正是基于这个目的：在分析关系中发现来访者所携带的潜意识意义。在早期的一篇论文中（Fromm, 1989），我概述了分析师在治疗框架设置中的角色，以及来访者将分析师当作情感交流的媒介时的角色，分析师的角色反映了分析师的权利，来访者的角色则反映了来访者的权利。

这直接关系到治疗阻抗（treatment resistance）。我指的阻抗是比精神分析通常意义上的阻抗更具体的东西，不是指来访者抗拒体验焦虑以及无法接受的想法和感觉，或抵抗分析师的特殊移情，也不一定是指负性治疗反应。不过，如果情境允许的话，可以将负性治疗反应理解为治疗阻抗的一种重要形式。而我所说的治疗阻抗则是指一段时间和多个治疗过程后的负性治疗结果。

我在本章的观点是，治疗阻抗可被看作是一些来访者对治疗的反应，而这些治疗没有考虑来访者的主体性这一关键问题，即人类经验的核心意义——创造维度。当然，很多治疗方法都没有考虑到这点，因为它们在参考范围内是有意义的。精神药理学在传统医学模式下运作，旨在对症状进行客观评估，然后采取治疗措施。认知行为疗法引导来访者摆脱自我挫败感，并在那些常产生不适应性思想的情境中运用更富有建设性的思维方式。

这些非心理动力学的普通方法要求来访者在治疗过程中既是合作伙伴又是目标客体。这些方法对一部分人很有用，这部分人将自己视为主体，并且认为医生是善意的。但是，即便假设医生具有较好的治疗意图和较强的专业能力（若任一假设不成立，治疗阻抗就有另一种意义），很多处于治疗阻抗中的来访者可能依然做不到以上两点。因此他们不能获得有效治疗，因为这些治疗方法不能理解来访者症状的意义，不能理解来访者为何陷入困扰、如何摆脱困扰之间的关系。如果来访者没有意识到自己对权利的困惑感和无能感，他们将不会屈从于医生的权威。

拉康所重构的弗洛伊德理想中的临床课程和给来访者赋权有关——"我"必须有能力站在"它"的位置：我认为，"它"意味着不可整合的情感体验，不管它来自生活变故还是外部冲击。当这些情感体验超过了自我所能承受的范围，我们便进入了创伤的领域，而创伤的多变性具有广阔的探索空间。该讨论是为了说明，情感经历对于发展了亲密联结感的人来说可能不会是创伤，但是对于没有发展出这种亲密联结感的人来说则是一种创伤。对于后者来说，与创伤有关的幻想被具体化了，就像噩梦成真一样。他们描述经历的语言能力受到损害，需要人际空间去展开这段经历，从而通过他人的反应和分析师对治疗的诠释来了解自己的内部经验。一些精神动力学取向的医院可以提供这样的空间。

创伤及其代际传递

事实上，创伤导致弗洛伊德重新思考自我及其"超越快乐原则（beyond the pleasure principle）"，这源于他目睹了第一次世界大战造成的心理创伤。创伤研究在过去几年里蓬勃发展，临床研究也超越了对创伤后应激障碍（post traumatic stress disorder）的狭隘关注，对突发和持续的极度兴奋状态有了更广泛的理解。在这种状态下，个体的适应性应对机制停止运作，取而代之的是大规模的机体解离。相关文献浩如烟海，在此我不做详细分析。奥斯汀·里格斯中心对226名来访者进行了长时间的追踪调查，论述出现治疗阻抗的来访者普遍在生活中经历了创伤，以及特殊类型的创伤对后来关系模式的影响。

在本章中，我将集中讨论创伤的一个方面：代际传递。有关这个主题的开创性论文《育儿室里的幽灵》（Ghosts in the nursery, 1975），由弗雷伯格（Fraiberg）和她的同事共同撰写。论文生动地描述了一位痛苦但听不到自己孩子哭声的母亲——就像父母在她的孩提时代也听不到她的哭声一样。在这篇论文发表的时候，犹太人大屠杀事件幸存者后代的问题凸显出来，并第一次被系统研究。我们后来清楚地认识到这样一个简单的事实：对一代人的虐待会导致其对下一代的虐待。弗雷伯格对犹太人大屠杀事件中幸存者后代的研究开辟了一个新的研究领域，我认为这个领域增进了我们对治疗阻抗的理解。

早在弗雷伯格这篇开创性论文发表的三十多年前，安娜·弗洛伊德和多萝西·伯林汉姆（Dorothy Burlingham）就撰写过一部很有影响力的著作《战争中的孩子》（*Children in War*, 1943）。书中描述了在伦敦闪电战后，那些遭受了创伤的母亲会将创伤症状传递给孩子，而那些面临威胁却依然能充当"避难所"的母亲的孩子则没有创伤症状。弗洛伊德和伯林汉姆由此证明，人际联结可以调节创伤的潜在影响。

许多临床研究者自2001年9月11日以来，开始对世贸中心恐怖袭击造成的创伤后果进行类似研究。科茨、罗森塔尔和谢克特（2003）的文章有说服力地证明，创伤和人与人之间联结的紧密程度成反比，前者通常是一种孤独的现象。另一方面，如果在经历可怕情境时有他人陪伴，有时会减轻创伤的影响。谢克特（2003）讲述了一个小女孩的故事，她的可怕遭遇不仅和自己有关，还和她的父亲有关。小女孩用红色、黄色和黑色画出在电视上看到的、燃烧着的建筑物，她和家人都以为父亲已经葬身火海。但那天小女孩的父亲跟一个朋友换了班，他的朋友才是真正在灾难中丧生的人。作为幸存者，父亲感到极度愧疚，并反复被有关朋友死亡惨状的梦魇缠绕，同时也无法和小女儿保持联结。

谢克特博士告诉他们："你的女儿是在描画你的梦"。他的介入让父女之间有意识的情感联结恢复了。科茨博士和她的同事有力地说明了孩子和父母之间的无意识调节，特别是在潜在的创伤情况下。谢克特博士的临床案例表明了孩子和父母如何陷入无意识的共鸣以及危险的相互隔离。正如我在其他地方写的（Fromm，2004）：

> 父母"关心"孩子，这个动词意味着对孩子的整体控制，包括对孩子正在发展的心智。当父母在极端压力下失去理智……孩子便开始照料父母。这其中关键的问题在于父母是否可以听到孩子的解释，这个解释可以通过一幅画、一场梦魇或一种破坏行为传递。

冯纳吉和塔吉特（2003）提出了反思功能（reflective functioning）和人际解释功能（interpersonal interpretive function）的概念，二者都描述了心智功能（minding function）。他们开始关注儿童的这些能力与儿童面对创伤时的倾向行为或复原力之间的关系。

达沃因和高迪利耶（2004）提出了新的发现，这些发现来自他们多年来对创伤和精神病来访者的心理治疗工作。他们确信精神病来访者会疯狂地研究家庭和社会结构之间的断裂，这种断裂是由创伤和背叛造成的。他们认为，上一代难以想象的创伤经历，形成了来访者不安的头脑中高度紧张、混乱的碎片。从某种意义上说，这些来访者正试图关注那些从社会话语中被剔除的问题。

达沃因和高迪利耶的研究有力地将临床工作与历史、政治联系在一起。像弗洛伊德一样，他们经历了第一次世界大战，接触到军事精神病学家托马斯·萨尔蒙（Thomas Salmon）的研究，意识到治疗受创伤士兵的原则与治疗精神病来访者的原则有着惊人的相似之处。主要观点之一体现在该书的副标题中——"一个人无法表达，就无法保持沉默"。如果受到创伤后仍要作为一个完整的人继续生活，那么创伤的经历必须被传达，或者至少是可传达的。

当创伤不能通过真情实感表达时，它就会通过行动传递。这是一种无法言说的语言，但有人在倾听，就像谢克特博士所讲述的3岁小女孩的绘画一样。

沃坎近期的研究充分论证了创伤的代际传递存在多种形式。例如，焦虑或其他情绪状态可以从父母传给孩子。有关创伤原因、性质和影响的无意识幻想也有可能会传递下去。有时候一个无意识的任务也会传递给孩子，例如为父母雪耻，或为父母弥补重大丧失。犹太人大屠杀事件研究和我们在奥斯汀·里格斯中心的临床实践表明，创伤的影响会传递下去，不仅会传递给下一代，还会传递给第二代，甚至可能传递给以后每一代。

最后，费雷伯格在2005年出版的《世代相传》（*The Telescoping of Generations*）一书的标题抓住了本章的一个主题。她强调父母对自己的关注会无意识地传递到他们与孩子的亲密关系中，这种无意识的、危险的自恋必然会进入移情。费雷伯格强调，在这种时刻，理解性倾听是治疗过程的一个重要方面，包括倾听来访者的私密语言，倾听来访者如何倾听分析师，以及倾听沉默。

大历史和小历史

理论家们在先前部分的讨论里证明了战争、暴行以及社会剧变的大历史与特定时间、空间中一个家庭、一个人的小历史之间的相互作用。在我看来，这是一个非常有临床说服力的观点：如果我发现没时间在案例会上阅读完整的案例报告，就可以从祖父母的故事以及来访者生活经历最早期的部分开始。下面的临床案例说明了大历史和小历史的相互作用，以及来访者被无意识要求着去弥补父母的丧失。

一位在伦敦长大的年轻女士报告了她在治疗师休假期间做的一个梦："有一些毁坏的建筑物，它们被火烧毁了。还有一个宠物店，笼子里有几只豚鼠在彼此交配。"第二天，她想起那些建筑物不是被火烧毁的，而是被雨摧毁的。"有一种雨能够引发火。"她的治疗师不由自主地说道，这似乎是来访者的想法，而不是治疗师的想法。来访者说："轰炸。"她突然首次想起了一件童年往事。

那时候，父亲每晚都在看有关伦敦轰炸的新闻短片，他好像在找寻什么东西。8岁的来访者不安地坐在旁边，问父亲为什么反复看这些影像，他没有回答。这发生在祖母刚刚去世之后。父亲和祖母的关系非常亲近，他们很早就被祖父抛弃了，母子相依为命。所以当父亲成立自己家庭和祖母分开住后，祖母感到极度孤独，似乎有意使自己衰弱、死亡。来访者继承了祖母的名字，她后来得知，父亲在轰炸中失去了童年的家，当时他只有8岁。

来访者的祖母去世后，父亲便开始搜索新闻短片，寻找被摧毁的家，并陷入长期抑郁。为了治愈父亲，女儿养成了活泼轻佻的个性——这样的性格并不是与生俱来的。进入青春期后，女儿不再是父亲的"掌上明珠"，她感到完全失去了父亲的陪伴和爱。在恋爱中，她不能承受伴侣的拒绝，对性的态度很是矛盾，老是与受过伤的、不切实际的男人纠缠在一起，并且越来越坚信没有人能够忍受自己内心中由于伤害和羞辱而滋生的愤怒。最后，她一再试图自杀，在门诊治疗或接受短期住院治疗期间多次自杀未遂，这一现象持续得不到改善。从某种角度看，她好像跟随着与她同名的祖母的脚步，代替了祖母的角色，仿佛这样就可以取代祖母成为父亲哀悼的对象。或许她不能获得父亲的热情，但她至少可以走进父亲的抑郁。

这个案例有许多内涵。生命的故事总是复杂的，精神病理学又总是由多方决定。我认为本章的案例详细阐述了创伤的代际传递方式，这种传递存在一个悖论。一方面，沉默是创伤传递过程中经常出现的特征，沉默是对一些极其混乱和非常紧急的事件的应激反应。这个8岁的女孩经历了父亲在创伤中的紧急失语（说不出话），而如果父亲有能力说话，他选择沉默可能是为了保护她。但事实上这剥夺了她的权利，导致了她报复性的、自我剥夺的动机，并通过自杀行为呈现出来。

从另一个角度来看，父亲创伤的不可言说性导致这种创伤以一种不同的却非常有力的方式传递给了女儿。创伤通过图像来诉说，向小女孩传递情感刺激，她沉浸在父亲无法言说的悲痛中，是所有兄弟姐妹中唯一陪伴父亲经历痛苦的人。案例中有一个特别的地方——下一代生者和上一代逝者有相同的名字——可能意味着来访者借由姓名被告知了创伤，尽管这个名字是她父亲回忆过去并希望未来康复的无意识行为。

这个特别的地方还存在着俄狄浦斯情结。来访者被父亲的经历所刺激，同时父亲没有向她解释他是在电影里找寻他失去的家。于是我们缺少了一个基本的视角，这个视角可以作为第三视角，用以构建和接纳来访者的童年情感并赋予意义。然而，就像来访者的父亲一样——被自己的父亲抛弃，独自承担治愈母亲的任务——来访者也独自承担起治愈父亲的任务，但这是一个有待唤醒的、可怕的、最终徒劳无功的任务。

将这个情境用一个不同的术语表达——"丧失母亲"。在父亲原生家庭的创伤中，母亲对他意味的一切，这导致他在悲伤中丧失理智。而他女儿的名字、8岁的身份，以及父女分离的经历，都一再提醒他曾经经历的那些创伤。事实上，情况可能更糟。一项研究发现，经历了创伤的父母不能忍受孩子以最无辜的、平常的方式提醒他们那些丧失的存在。在某种程度上，来访者的父亲无法承受女儿再现给他的东西，她可能已经成为一个重要的、可以隔离过去的无意识存储库。而且，作为孩子，她自己也接受了这一点。她将之后与父亲的决裂误解为自己的俄狄浦斯情结以及青春期叛逆的结果，这对她来说是极其危险的。她基本上认同了自己与父亲的分离经历，觉得父亲不忍看到的不是他自己过去的经历，也不是他母亲的经历，而是她的经历。她的自杀不仅是一种丧失性的报复，也是对父亲创伤的彻底埋藏。

有时，孩子为遭受创伤的父母扮演这样的角色是一种使命，"起名"是这种使命被无意识分配的方式之一。这个来访者从名字的双重意义中感受到父亲的索取：他不停地搜寻那些毁灭的图像，沉默地将其拼接在一起，无意识使命使来访者陷入父亲的创伤中。这已经超出了来访者在家庭中被指派的无意识角色，她接收家庭成员不想要的投射，尽管这也是来访者经历的一部分。相反，我想强调来访者无意识的责任感和权利，通过这种责任感和权利，她可以在家庭和社会历史的交叉点上表现出一种活力。特别是当家庭问题与社会创伤交织在一起时，孩子的使命与其说是恢复家庭的幸福，不如说是用语言再现家庭的痛苦和隔离历史。

这类治疗阻抗通常与来访者的无意识使命有关，即为家人而活。来访者不仅在治疗自己的自杀性抑郁症，还在治疗她父亲和祖母的抑郁症。在无意识层面，她并不在寻求减轻症状的方法。事实上，她在努力给自己提供安慰，试图进一步隔离自己的过去。同时她也体验到，这种安慰伴随着一种深深的不忠感。她好像在治疗中寻找一个关系场所，将我所认为的她在家庭中的"无意识公民身份（unconscious citizenship）"引入讨论。

在某种意义上，来访者通过对治疗师的假期做出反应，在梦中表现出被抛弃的感受和画面，从而在移情关系中将代际创伤传递给治疗师。拉康称这些具有丰富浓缩含义的节点为"能指（signifiers）"。梦中的建筑物被一场"火和雨"摧毁——也许象征着她在治疗过程中"轰炸"似的向治疗师倾诉——揭示了来访者和她父亲过去的重要经历，并为梦中豚鼠的性行为提供了一个全新的意义背景——看起来像是竭力将生命带入死亡。事实上，此后关于她的梦境的治疗工作和回忆带来的抑郁，在一定程度上减轻了治疗阻抗。她不再热衷于盲目追求那些有缺陷的、难以接近的男人，也不再那么容易沉溺于随之而来的自我毁灭。

这个梦代表了来访者努力为这些场景在其家庭生活中所代表的意义制

定规则并掌握权威。起初，在父亲的创伤面前，她在某种程度上是客体，但在治疗过程中，她试图成为与之相关的主体。从某种意义上说，她与父亲的实际接触使她可以像旁观者一样见证自己的遭遇，可以帮助她建立家庭生活的情感叙事。记录隔离历史的过程对来访者来说并不是没有危险的，她可能会在说出以前说不出的话时，感到一种难以言说的破坏性恐惧。言语将来访者和她需要的人，以及需要她的人彼此分开，这样她就不用为她所爱的人承担使命了，生命的定义和深刻的亲密因此结束。另外，她说的话她父亲不能说，也不愿意说。这样一来，她就"离开"了他。这种真实而痛苦的分离可能正是拉康所说的"谋杀某物（the murder of the thing）"的标志，也是代际创伤来访者治疗阻抗的另一来源。

"某物开启"

"一年前，一些东西结束了，另外一些东西开启了，我无法让它结束，而那个能终结它的人却不在了。"结束指的是一位来访者的父亲，他在来访者接受治疗的前一年去世了。他的死亡导致女儿患上一种不稳定的、难治的抑郁症，伴随自伤自杀的症状。来访者是一位年轻有为、努力上进的律师，她的父亲也是一个非常成功的律师，同时还是她的良师益友。父亲的去世对她来说是一种无法忍受的"遗弃"。她的治疗说明了创伤的无意识传递及其对治疗阻抗的推动。

自从来访者对治疗师说她想要谈论自认为做过的坏事之后，谈话变得非常矛盾。接着她在治疗前去医院活动部的木工区割伤了自己，这违反了相关规定，医院禁止来访者做任何伤害自己的事。她觉得自己正在展示"坏"的一面——也许是想激怒治疗师，让他认同她的这种消极自我定义并惩罚她。这样做可以减轻罪恶感，也可以避免说出她觉得该说的话。最后，治疗师告诉她，她可能想通过这种行为表达一些其他的东西。"在医院割伤自己，亵渎了人们心中的神圣之地。割伤自己可以看作对身体的侮辱，也许你正在试图以我能感觉到的方式诉说你身体遭受的侮辱。"

来访者在治疗师帮助下克服了对这种治疗解释的防御，说出了一直不敢说的话。她用非常严肃的口吻详细地讲述了一段复杂而最终具有毁灭性的浪漫纠葛，这段纠葛与一个"开放"的老男人有关。她对这段关系的后果非常内疚，并且多年来一直保持沉默。

治疗到此时，来访者对父亲持续的、情绪激动的哀悼完全转变成对母亲更安静、更深入、更鲜活的愤怒。来访者的母亲在她幼年时期，就陷入了慢性药物滥用的泥潭。随着这些过去生活的经历被挖掘出来，来访者惊讶地发现她不再想自伤了，而且她可以再一次直视父亲的照片。她不再对父亲感到愤怒，反而很怀念他，她感到以一种新的方式与父亲在一起。在这方面做了进一步的工作之后，来访者对父亲的移情转移到母亲那里，并迈出了重要的一步：询问母亲是否可以坦诚地谈论母女关系，她还邀请了治疗师参加这次会谈。

在会谈中，来访者表达了童年因母亲情感缺失而产生的愤怒。她说得很详细，情绪也很激动。她母亲回答道："确实，我很抱歉没有陪伴你成长。"母亲回顾了自己的婚姻，并向女儿透露了自己早期一段复杂且最终具有破坏性的浪漫纠葛。这件事人尽皆知，羞耻感冲击着母亲，以至于她完全放弃了自己那卓有成就且前途光明的艺术生涯。来访者的父亲在这时出现了，将母亲从这场灾难中"救"了出来。婚后不久，她就怀上了来访者。但羞耻和悲伤依然存在，身体压力引发了相关症状，面对活泼可爱的孩子和野心勃勃的丈夫，她不得不服用药物来应对生活压力。然而，她的确全心全意鼓励女儿学习艺术。

在这次谈话中，来访者的母亲意识到她对于失去艺术事业的剧烈悲痛。表演对她来说是"生命中最有意义的经历，让我超越平凡。表演需要专注，沉浸在表演中的我不再是我自己了"。这也给来访者抑郁且沉默寡言的父亲带来了"一种特殊的快乐"——"他不常讨论艺术，但我们可以一起欣赏艺术"。

这个标志性的会谈之后，来访者觉得不仅重新认识了母亲，而且意识到母亲是她努力康复的资源。

这似乎也是代际创伤传递的一个佐证。在家庭治疗中，来访者的母亲向女儿首次公开了自己早年经历的一个重大创伤事件，这个创伤事件与来访者坦白的创伤性事件极其相似。她母亲的痛苦经历涉及一段亲密关系，母亲觉得这段感情非常令人着迷，但却违反了法律伦理。它给母亲带来了巨大的羞耻感和严重的丧失感，母亲甚至失去了她在艺术方面的事业——一个"创造性的地方"，在那里，受伤的父亲和可爱聪明的女儿能够"相遇"。因此，在这场灾难事件中，母亲也因失去自己的父亲感到绝望。

在下一代中，孩童时期的来访者感受到了母亲的丧失，但这种痛苦的经历隐藏在比与父亲的张力更强烈的关系中。当失去父亲时，这种体验变得更加痛苦。一旦来访者在治疗过程中与这种早期丧失产生情感上的联系，她就会停止自伤，并意识到她是如何把母亲早期的丧失归咎于自己的。她坚信自己的愤怒只会导致脆弱的母亲进一步丧失。在她看来，似乎正是为了回应与母亲的冲突，才把自己的热情投向了父亲。这一举动虽拯救了她，但违反了法律伦理。

来访者母亲告诉了女儿自己的创伤经历，这为解决来访者的问题提供了一个新视角。母女俩的创伤经历惊人地相似，尽管在全然不知的情况下，来访者也有所察觉。同母亲一样，她用一种最终会引起羞耻、内疚和痛苦丧失的方式与一个男人纠缠。两个女人都深爱着自己的父亲，同样在失去父亲时都陷入绝望。事实上，母亲好像无意识地将这种"父女关系模式"传递给了女儿，这个关系也是母亲与自己父亲相处及后来丧失他的模式。母亲也的确激发了女儿对艺术的兴趣和才华，所有这些都表明了创伤传递的复杂性和微妙性。

在治疗过程中，来访者的见诸行动打开了代际传递的窗口。从某个角度来看，她在医院活动部割伤自己是对治疗环境的攻击，治疗环境引发了"治疗阻抗"。但是，从另一个角度来看，这个行为带来了两方面的治疗内容：治疗来访者的创伤以及来访者母亲的创伤。首先，割伤是来访者对自己身体的伤害，同时她企图保持沉默，正如她的母亲觉得违法的关系导致了羞辱和丧失。移情过程伴随着惩罚父亲的愿望，这将减轻女儿因性生活混乱而产生的罪恶感，并恢复一段受损的关系。

这个行为是来访者对其他来访者及活动部工作人员的创造性生活的攻击。这正好复制了她童年时的角色——她觉得自己一直在扮演这样的角色。她的出生确实使母亲决定退出创造性的生活（艺术事业），她对母亲的冷漠感到愤怒，同时也感到自责，因为她认为自己摧毁了母亲的活力。对来访者这部分生活经历的治疗分析既有痛苦的讽刺又有释怀的理解。来访者确实表现出了俄狄浦斯情结问题，她悄悄地要求她的治疗师站在她那边，原谅她在医院对其他人的攻击——就像她想要父亲和她一起共同战胜母亲一样。她的行为得到了上一代人的共鸣，复制了母亲成年早期的创伤：不稳定的、令人羞耻的性行为，并且这个行为对她所热爱的创作事业产生了重大影响。这是引人深思的发现，它把来访者的症状与家族创伤史连接起来，让来访者接受治疗，而不是抵制治疗。

无意识工具

我所引用的弗洛伊德的第二句也是最后一句话，是他那句非常著名的、神秘的、完全未阐明的宣言："每个人都拥有自己的无意识工具，可以用它来解释他人的无意识表达"。创伤似乎是通过这个无意识工具实现代际传递，然而我们仍然不知道它的具体操作细节。埃里克森注意到了类似的现象。他曾写道："微妙的方法诱导孩子接受……善与恶的原型"以及"微小的情感表达……告诉孩子什么是真正有价值的"。

我在这一章的论点是，对一些来访者来说治疗阻抗反映了复杂的权利问题。通过父母不可言说的创伤，一些孩子的经历被"编写（authored）"甚至无意识地"被授权（authorized）"了，他们一直带着父母的创伤生活。根据博拉斯的贴切说法（1987），如果来访者最终要行使权利，把自己的生活与受创伤的父母的生活区别开来，这种"未知（unthought known）"就必须形成一种情感上的理解。那些可能进一步隔离这种体验或威胁到来访者忠诚于无意识使命的治疗，将受到严厉抵制，不管在客观上它们对来访者是多么有价值。

从更实际的角度来说，我建议治疗师应该考虑那些有阻抗的来访者所承受的创伤的性质，即来访者的创伤可能是从上一代那携带来的。这就意味着治疗师对来访者的父母和祖父母的故事会比较感兴趣，治疗师要从社会—历史环境中发掘发生剧变的故事；需要提高用"耳朵"倾听这些潜在"信号"的能力；需要分析来访者提到的名字；需要注意来访者所不愿意讲述的故事。治疗师要相信，他与来访者早年生活事件的联系对于了解来访者正在讲述的"更大故事"有潜在的意义。

在上述案例中，这些"更大的意义"通过梦境或见诸行动的方式被来访者讲述出来。治疗师的反应是相对无意识的，但是我认为他们事实上被来访者牵引。换句话说，被无意识传递创伤的来访者会以同样的方式将创伤无意识地传递给治疗师。弗洛伊德希望我们调查这个"无意识工具"，而一些具有治疗阻抗的来访者希望我们利用这个无意识工具去了解它的运作方式。

参考文献

Bollas, C. (1987). *The Shadow of the Object: Psychoanalysis of the Unthought Known.* London: Free Association Books.

Coates, S. (2003). Introduction: Trauma and human bonds. In: S. Coates, J. Rosenthal, & D. Schecter (Eds.), *September 11: Trauma and Human Bonds* (pp. 1-14). Hillsdale, NJ: Analytic Press.

Coates, S., Rosenthal, J., & Schecter, D. (Eds.) (2003). *September 11: Trauma and Human Bonds.* Hillsdale, NJ: Analytic Press.

Davoine, F, & Gaudilliere, J-M. (2004). *History Beyond Trauma.* New York: Other Press.

Drapeau, M., & Perry, J. (2004). Childhood trauma and adult interpersonal functioning: a study using the Core Conflictual Relationship Theme Method (CCRT). *Child Abuse and Neglect, 18:*1049-1066.

Erikson, E. H. (1959). Identity and the life cycle. *Psychological Issues, Part 1* (pp. 1-171). New York: International Universities Press.

Faimberg, H. (2005). *The Telescoping of Generations.* New York: Routledge.

Fonagy, P., & Target, M. (2003). Evolution of the interpersonal interpretive function: clues for effective preventive intervention in early childhood. In: S. Coates, J. Rosenthal, & D. Schecter (Eds.), *September 11: Trauma and Human Bonds* (pp. 99-113). Hillsdale, NJ: Analytic Press.

Fraiberg, S., Adelson, E., & Shapiro, V. (1975). Ghosts in the nursery. *Journal of the American Academy of Child Psychiatry, 14:* 387-421.

Freud, A., & Burlingham, D. (1943). *Children in War.* New York: Medical War Books.

Freud, S. (1913i). The disposition to obsessional neurosis. *S.E., 12:* 313-226. London: Hogarth.

Freud, S. (1933a). The dissection of the psychical personality, Lecture XXXI. *New Introductory Lectures on Psycho-Analysis. S.E., 22.* London: Hogarth.

Fromm, M. G. (1989). Impasse and transitional relatedness. In: M. Fromm & B. Smith (Eds.), *The Facilitating Environment: Clinical Applications of Winnicotts's Theory* (pp. 179-204). Madison, CT: International Universities Press.

Fromm, M. G. (2000). The other in dreams. *Journal of Applied Psychoanalytic Studies, 2*: 287-298.

Fromm, M. G. (2004). Psychoanalysis and trauma: September 11 revisited. *Diogenes, 51*(3): 3-14.

Lacan, J. (1977). *Écrits: A Selection.* New York: W. W. Norton.

Muller, J. (1996). *Beyond the Psychoanalytic Dyad.* New York: Routledge.

Schecter, D. (2003). Intergenerational communication of maternal violent trauma: understanding the interplay of reflective functioning and posttraumatic psychotherapy. In: S. Coates, J. Rosenthal, & D. Schecter (Eds.), *September 11: Trauma and Human Bonds* (pp. 115-142). Hillsdale, NJ: Analytic Press.

Volkan, V. (2002). September 11 and societal regression. *Group Analysis, 35*(4): 456-483.

Volkan, V. (2004). *Blind Trust: Large Groups and Their Leaders in Times of Crisis and Terror.* Charlottesville, VA: Pitchstone Publishing.

第七章

转折：代际创伤的习得

巴里·贝尔纳普

通过受过创伤的来访者的语言，我们可以知道存在这样一个时刻：没有规则，没有期望。受害者留在一个没有未来的永恒空间中，创伤经历被反复体验。时间不再具有限制的功能。相反，时间的界限消融了。"创伤再次发生"，个体经历破碎的闪回，就像时间不曾流逝，当前的现实显得不再真实。来访者试图寻找毁灭和破坏的源头，但可能只能发现一些解释了部分现象的原因。通常，他们根本无法理解所发生的事情，也无法用语言加以描述。有时即便能用语言表达出来，也不能引起听者的认同，反而遭到质疑。"没有回应"是注定的，"没有回应"是在防止这些创伤情境的危险。

家庭成员间重复的玩笑和戏弄经常以程式化的方式呈现，这某种程度上造成了家庭创伤。这种创伤是持续性的，同时也是被否认的。"创伤再次发生"的预期被推广泛化到不完全相关的情境中，因为在重现的创伤和当前情境之间没有言语或其他可见的关系。似乎不仅时间规则被打破了，管理社会关系的法则也被打破了。毁灭和破坏的源头仍然不清楚，因此可能无处不在。个体在某些时刻非常痛苦，但是受害者又（有意识的或者无意识的）与这种创伤经历有着紧密联系，这种关系既使人惊讶又使人疑惑。

对创伤的临床研究表明有些经历标志着翻天覆地的转变，即那些"本应该是"的经历和"本应该可以依靠"的经历。让创伤得以持续存在的重复事件也是如此，例如，法律不再成立，警察不再保护公民，邻居成为潜在敌人。一些创伤回忆以生活教训的形式代际传递，它们表面上是用以指导和保护下一代，但奇怪的是这些创伤在传递中脱离了具体情境，无从解释且不断造成创伤，影响社会关系。

我在这里探讨的创伤是父母与孩子之间的代际创伤。创伤习得方式与其他方式不同——父母会在言辞中对孩子提出不加解释的要求，这一要求微妙地取代了父母对孩子一般的期望，即希望孩子有自己的生活，无论是在当下还是未来都能够自由地活出自己。创伤的家庭对未来的希望和态度基于向孩子传达这样一种信息：行为的目的是记住这些创伤经历，并且努力做好应对创伤的准备。创伤就像祖辈的名字一样，已经成为家族血脉的一部分，是家族群体的显著标志，象征着一种归属感。孩子忠于这种联结，尽管这种联结是不正常的（要求"你的感受"必须与"我的感受"相同，拒绝承认孩子是与父母不同的个体）。由此我们看到，创伤可以将事物因果颠倒混乱。未来变成过去的重复，孩子错误地认为一切都是命中注定的，剥夺孩子作为主体的个人经历。

这种双重传递——在不理解危险的情况下记住危险并存活下来——产生自口头语言及其传递的情感环境之间的矛盾。在这些频繁重复的仪式中，对孩子来说"创伤"仍然是神秘的，然而"创伤"的传递在某种程度上规定了父母眼中的孩子形象。孩子和父母都认为，"创伤"是他们在孩子身上寻找的东西。因此，孩子的自我意识包含了来自父母的、有关"创伤"的镜像反射。"创伤"被抓住不放，是因为创伤的教训使几代人的生活发生了天翻地覆的变化："在创伤中存活下来"的命令被庄严地传达给了孩子，取代了让家庭融入社区的能力、孩子的自然发展能力以及在当今世界生活的权利。通过这种方式，创伤成为代际间最主要的象征纽带，年轻人依靠这种纽带进入未知的未来。

"这并不痛"

A 先生记得童年的一场游戏，这场游戏成了他与母亲关系的标志，并决定了他的未来。在游戏中，母亲会拿一个热汤匙烫他的后背，他会痛苦地大叫"好痛"，母亲则大笑说"这并不痛"。尽管儿子恳求母亲停止，但她仍然重复这个游戏。他很困惑，无法理解母亲什么要这么做——也许是出于自我保护，他选择相信母亲是爱自己的，这种伤人的游戏背后有其原因。这反映了他所认同的家庭道德准则，即使他现在都没搞明白这些准则。游戏带来的困惑成了他身份的核心特征。从症状上来说，"游戏令人困惑"变成"他感到困惑"，这表现在一种信念上，即他身上有一种无法表达的"不对劲"。他的生活方式也不像别人那样，非常奇怪。这点反映在社交方面是他总像一个局外人，这也反映在他对于权威的态度上，以及他不能有效地对他人表现出攻击性上。

童年游戏的意义的线索来自一系列梦。在第一个梦中，他漫步在一个冰冻起来的地下洞穴。他挣扎着想走出来，但在洞穴的出口处被冻在一根冰柱里。他困惑却无法动弹。在第二个梦中，他爬过一根管子，当向出口移动时，尖锐的凸起物刺伤了他。第三个梦是他用头撞石墙，似乎感觉不到疼痛。在最后一个梦里，母亲带走一个婴儿，将婴儿扔下了悬崖。他的治疗师情绪激动，认为这个梦记录了一段"谋杀"。他却说"不，这是个仁慈的行为，这就是母亲所能做的"，意在保护孩子免受残忍且痛苦的生活的折磨。这个梦让他重新讲述了母亲童年时受到的创伤——母亲目睹了父母在厨房里用餐时的暴力行为。

母亲的创伤经历成了儿子的生活经验——在面临恐怖的、痛苦的、无法避免的生活时，不要去感受，而应该嘲笑并扼杀它。因为她意识到，儿子的未来会不可避免地重复她自己童年的痛苦经历，所以她才这样教导自己的孩子。对于儿子来说，痛苦中的笑声是童年游戏的核心，这似乎象征着母亲轻蔑地否定儿子拥有自己生活的权利。痛苦是来访者生活的特征，轻蔑的笑声使他脱离了"正常"生活。母亲的行为创造了一个不真实的情景，在这个情景中"痛苦一点也不（不会）痛"。

与此类似的是，来访者按照母亲的禁令来"消除痛苦"，进入了精神分裂的状态。在这种状态下，他企图自杀，以认同梦中那个（将自己孩子扔下悬崖的）"仁慈的母亲"。路人偶然发现了濒死的来访者，这才终止了他的自杀行为。这个事故削弱了母亲夸张的言论：她的儿子不属于"正常"世界。通过这一偶然的救助，世俗世界为来访者竖起生命权利的主张，通过要求他在外在世界中生活和立足，来反驳和潜在地取代母亲的致命禁令。

同时，这也使来访者陷入了一种可怕的空虚，他无法直视母亲的眼睛，看不到母亲对他的"爱"。来访者只能看到母亲的恨意以及她在努力消除儿子带给自己的痛苦。如果来访者放弃了母亲在自己心中的位置，他又去哪里寻找这样的人？这些人让他有归属感，并声称拥有他。母亲对"正常"的、未受创伤的生活充满憎恨和嫉妒，这使儿子除了认同她的愿景，没有其他机会与她建立联系，他觉得自己真的别无选择。

在治疗师与来访者重复他的童年游戏时，"热汤匙"成为一种自杀威胁。当治疗师觉察到来访者对分析治疗的阻抗时，热汤匙被应用到治疗工作中。治疗师从反移情的角度诠释，小心地说道："这（自我毁灭的行为）很痛"，伤害了他们共同的治疗工作。对"仁慈的母亲"的认同导致来访者要求治疗师不能有任何感受，这是他们之间建立联结的基础。来访者的感受是：与治疗师的联结（即治疗）是否有意义，取决于"要不要感受创伤"。来访者认为，治疗师作为专业人士有责任"清除无灵魂的躯体（sweep up dead bodies）"，这种责任是一种仁慈的行为。如果治疗师不能减轻来访者的痛苦，那么他应该允许慈悲的杀戮。在治疗工作中，治疗师对疼痛的体验和表达，似乎成了一场战斗。在这场战斗中，治疗效果和来访者的生死都悬而未决。这是一场考验治疗"伦理"及相关社会领域的战斗：来访者的疼痛被母亲埋葬（出于慈悲的杀戮），这挑战了伦理道德——不允许儿子通过承受痛苦来维持受虐的母子关系。

按照社会规范，治疗师认为疼痛是生命权利的象征，也是维持生命动力的表现。此时，来访者站在母亲的角度，将治疗师放在自己儿时的位置。在这个关键时刻，移情要求治疗师必须将疼痛置于自己身上，并置于治疗工作中，即使遭到来访者拒绝。在这种情况下，治疗师认为来访者的痛苦是一种认同和共性，从而使来访者摆脱了与母亲的"特殊状态"，并与社会层面的努力联系起来，以理解并回应他与母亲之间的痛苦处境。

尽管母亲的禁令影响了来访者的未来，但治疗中出现了一些变化。来访者变得不再"麻木"，他开始去"感受"。他向治疗师表明，他不再对欢乐、激动或因丧失造成的痛苦无感。治疗师与来访者之间构建的这种真实感否定了"汤匙游戏"带给来访者的"伪事实"，他的痛苦得到了承认。这种成长让他感到恐惧，因为它威胁到致命的母性纽带，于是他通过自我毁灭来扼杀这种可能性。借助反移情，治疗师意识到自己正在经历痛苦，并确定这一痛苦源于悲伤——毫无疑问，个体在治疗中会因丧失新的活力而悲伤。治疗师和来访者都是治疗过程的一部分，这是至关重要的线索。治疗师作为见证者，代表来访者定位在他过去被冻结的状态、现在的活力状态，以及将来"走出隧道"状态中。

在这一关键时刻，治疗师觉得悲痛表示治疗到达了临界点，核心问题将被揭示。当来访者威胁要自杀时，死亡的意义发生了转变，从"仁慈地逃避痛苦"（受梦境启发——用头撞墙直到没有知觉）转变为将死亡当作一段特殊生活的结束。通过治疗，来访者可以获得新生命，这种生命对来访者和治疗师都无比珍贵。死亡还可能意味着来访者减少了对母亲创伤的依附，他开始不情愿地放弃了。治疗师对来访者潜在的丧失表现出的悲痛，使他处于来访者及其母亲都不能到达的位置。如果悲伤是自杀行为的临界点，也是与否认伤痛的母亲产生联结的临界点，那么来访者所认识的世界将被颠覆。他也将再次遭受来自母亲的更强烈的要求——牺牲自己的生命以消除无法忍受的痛苦。

事实上，来访者的梦证明了一种转变：他在一个很深的地下冰洞，怀揣着希望想要出去，却被划伤了。虽然看不到隧道的尽头，但是他必须相信为了自由所承受的痛苦是值得的，要想通过治疗获得提升则必须经历这些痛苦。认同这一过程需要一种信念——对自己和社会有信心，治疗也是社会的一部分。这种信念被引入到治疗中，是因为治疗师接受了"失去来访者"可能带来的悲痛，并且坚信承受这种痛苦可能带来成长和修复。因此，治疗师通过挑战来访者母亲的话语，提供了另一种可能性——认同悲伤过程，将其作为幸存与治愈的一种经历。悲伤作为一种永恒的感受，使治疗师和来访者都承认死亡是每个人必须面对的，没有人可以例外。通过这种方式，悲伤代表了死亡的第三个功能，也是对拒绝死亡的宏大限制。

承认悲伤意味在过去和未来之间制造了一种新的冲突。目睹了治疗师的悲伤，来访者感觉到变化，这也引发了一场僵局——来访者在一种可怕的"前后夹击"状态下，"无处立足"的处境变成了新的战场。来访者觉得失去了一些东西，因为他再也不能设想没有"感受"的自杀。这会产生一种极大的痛苦，让来访者觉得自己无能为力，也认为治疗师应该为此负责。来访者愤怒于自己拥有的新能力，这种能力让他能够看到、感觉到治疗师的痛苦是对他自己的痛苦的镜映。这种认同感让来访者不再处于被孤立的"例外状态"，他再也不能自由地认为自己的死是仁慈的。以前习惯看到的是他母亲眼中的仇恨，现在则是截然不同的东西。在遇到治疗师之前，来访者曾期盼过这种状态。但现在他抨击心理治疗的道德性，认为它造成了永无止境的痛苦，觉得自己无处可去。

再次，实实在在的转折点出现在梦里。来访者一直饱受头痛的折磨，感觉生不如死。在梦中，他和姨妈在一个房间里，姨妈人很好，但他对她已经没有什么印象了。这位长辈为他做了一顿饭，坐在摇椅上看他吃饭。令他惊讶的是，在梦中，他能够在她注视下安然入睡。

梦中的这位长辈代表了新的联结，代表有人照料他，而且是一位不受创伤影响的母性角色。姨妈甚至是可以照顾他母亲的人。在移情性重复中，治疗师最终将来访者及其母亲区分开，创造了一种新的社会联结。正是在这种新联结的基础上，来访者想起了他姨妈。换句话说，这个梦呈现了一个独立的照顾者，这个照顾者超越了母子合二为一的关系，也超越了母子关系所造成的创伤。在这个梦之后，他的生活开始遵循梦境所描绘的新路线，伴随着充满关怀的人际关系和没有创伤的社会环境。

在创伤移情的关键时刻，有必要形成新的社会联结。这是一个基本的创造性行为，能够修复来访者和先辈的关系，让他们过上认可的生活，并在正常的、没有创伤的时空里走向未来。在非创伤的情况下，死亡是一种边界。因此，遭受痛苦可以作为切入点切入死亡的过程，后者被认为是对主体生命及强调自主创造生活的权利和责任的限制。

笼罩着的阴影

B女士的主诉也是关于死亡。她曾和男友相约喝醉后一起吞药自尽，通过死亡摆脱活着的痛苦，但在最后一刻男友退缩了。于是，她的男友成为治疗的切入点。

B女士谈到，自己的很多事情母亲都不愿关注或关注不到，她为此倍感沮丧。几年前她刚患上抑郁症，在自杀未遂后，来访者让母亲去医院看望她。B女士故意把房间搞得光线昏暗，希望母亲询问她为什么要这样做，希望黑暗的房间可以让母亲体验到她被黑暗笼罩的感觉，希望让母亲感受到她无法用言语表达的情感。但母亲仅仅只要求打开窗户让光线进来。来访者控诉道:"看看你是怎么对我的。"对于来访者来说,这句话标志着她失去了一个机会,无法建立和母亲共同分担烦恼的情感联结。虽然没有失去希望,但是她的病情却更加严重了。

当在治疗中再次提及这个时刻时,言语变得非常苍白,沉默成了来访者和治疗师之间的"黑暗地带"。B女士两眼无神,一言不发。治疗师想弄清楚黑暗意味着什么,并且试图找到一种恰当的方式在咨询室里讨论这种黑暗。来访者想过要画出"它",但这太可怕了,激起了来访者强烈的死亡愿望。她变得很偏执,开始声讨政府为了私利用莫名的理由背叛人民。治疗师想了解她的自杀意愿,于是询问她,死亡是否与这种无法言说的黑暗有关。

开始接受治疗后不久,来访者发现自己有很强的绘画能力。天赋不仅使她成为一个有前途的艺术家,而且让她拥有了非言语表达的能力。她早期的一幅作品描绘了一扇门下透出的光线,还有一把周围有彩色空间的椅子,这些彩色似乎记录了曾经居住过的人们的心情。大部分作品的主题都是房间,这些房间看起来就像是一个个普通的背景,只不过给人以不安的印象。不同颜色的阴影承载着种种秘密的事件,看上去似乎承载着一些坚实的东西,尽管我们看不见这些东西。如同电影中的音乐能够暗示情节好坏的发展,画中的阴影展现了已经发生的或者将要发生的事情。

对此的讨论将我们的工作与一段记忆联系起来,即她第一次的幻觉——童年时期家里的脚步声。这些脚步声是她接受治疗的前兆,她还记得那时她"独自"和一个朋友待在屋子里。这个朋友和她同龄,陪她度过了困难的时期,但是来访者仍然觉得被背叛了。事实上,在她的人生故事中,似乎所有的人际关系都以背叛和辜负结尾。这些故事中有关于一位姑姑的记忆,姑姑在世时非常"理解"她。来访者感到被关注并且找到了她想要归属的世界。但姑姑的离世让她感觉自己遭到了背叛与遗弃,对姑姑的记忆也被"污染",不能给她带来安慰,也没法保证她在未来能找到类似的关系。

B女士觉得,母亲嘴上说着爱她,却要求她做出牺牲来满足自己的需求；关心她的姑姑离世了；承诺永远陪伴她的朋友最终也离开了。在治疗中一个关键时间点上，B女士变得精神错乱，开始产生幻觉。她请求治疗师将她的幻觉诠释为她已经疯了或濒临死亡。她努力让治疗师认为这是发疯的症状，暗示如果她疯了，她就得到死亡的许可了。作为她的治疗师，我决定相信她所谓的阁楼里有幽灵，让她想象一下是谁在那里走动？我相信脚步声在心理现实层面的存在与她所认为的"自己发疯了，所以一切都不能当真"是相互矛盾的。面对她的拒绝，我的信念成了一个新的战场。

B女士努力想和我待在一起。她觉得无法抗拒死亡的召唤，对药物感到愤怒，认为这是她无法正常生活的罪魁祸首，想加入隐形脚步声制造者的阵营。我以这个说法作为问题的切入点，坚持倾听她心中幽灵在楼上走路的声音。这些讨论让我们开始思考"家丑"——有关暴力和忽视的故事突然浮出表面。我们很快发现，B女士的父母拒绝承认他们的暴力行为，并且还要求来访者体谅。我们了解到，母亲的这种要求侵蚀了来访者正在发展的自我，把她剥离成一个"骨架"，塞满了父母对"爱"和"理解"的断言。这实际上让来访者除了"感恩"之外什么也感觉不到，也否认了她实际遭受的痛苦和危险。

她将这些感觉呈现在纸上：一部分是绘画，一部分是剪纸。画中没有阴影部分，只有一个阴森的背景，通过多层绘画给人三维立体的感觉。这是她用艺术表现的第一个人类形态：一具没有头和腿的骷髅骨架，里面塞满了母亲写给她的皱巴巴的信。黑色的背景下是一封笔迹清晰的信，写的"我爱你"。这封信被撕碎，上面涂抹着黑色和红色颜料。来访者告诉我这幅画注入了她的心血。在骷髅骨架旁边，有一个碎纸做的爱心和一只从布娃娃身上扯下的胳膊。

当B女士和我看着那幅画时，她对她母亲写在那里的"谎言"——爱——感到愤怒。来访者的画反映了她将"我爱你"理解为母亲爱的枷锁，这是母亲个人的、奇怪的定义——要求孩子感受不到被伤害。母亲不承认这一点，并且始终保持沉默。当B女士的哥哥打她时，母亲什么也没说；当她追求梦想的希望被扼杀时，母亲什么也没说。母亲声称"爱"女儿，并以此来为自己的这些行为辩护。来访者的艺术创作表明，她感觉自己被剥得只剩下一副骷髅骨架，里面塞满了皱巴巴的"爱"字。她光秃秃的骨头似乎意味着自己满脑子都是母亲要求她"理解"的话："你不能尖叫，不能哭喊，不能生气，也不能有更多要求"。

"爱"成为不能感受痛苦的训诫，因此她无权抱怨，也就没有理由期待改变。她总结道，痛苦源于自己的失败。"我爱你"等同于"你必须理解我"，也就意味着"你没有理由感受到伤害"。因此，B女士的痛苦无人理解，死亡是她唯一的选择。在她的画中，伤痕变成了人们离开后在房间里徘徊的阴影。鉴于此，治疗师想知道，关于脚步声的幻觉是否代表了这具骷髅骨架"自我"拒绝死亡，幻想变成影子在安全范围内行走——也许就像她死去的姑姑一样。

从当初将自己比喻成只剩下骷髅骨架的死亡状态，转变为遭受致命打击后努力生存下来的状态，来访者开始感到自己在人类世界中还有一席之地。来访者的疾病就像那些画布一样，记录了这些致命的打击，通过理解的母亲行为，这些"病态的东西"转变成共同的亲密关系。她开始对我讲与画布上血红色部分相关的故事。那些故事令人害怕，是一些令人恐惧且令人无知觉的"家丑（skeletons in the closet）"。

其中最重要的是外祖父惩罚母亲，往她手上泼硫酸的故事。她没有详细描述外祖父这样做的理由以及母亲的反应，但这个可怕的事实确实"横"在母女之间。基于外祖父对母亲的所作所为，来访者被要求"理解"家庭中荒谬的行为，包括母亲的行为。在创伤传递中，这种理解也包含另一种命令："你必须理解我对你所做的一切，因为我父亲也是这样对我的。我并不想这样对你，我很关心你，不想伤害你。我让你体验我不能拥有的生活，而不仅仅是我的经历。你将有机会（事实上你有责任）去拥有我不曾体验过的生活。"

来访者认为这是一个承诺。如果能替母亲过上她想要的生活，修复母亲的创伤，那么母亲就会以她所渴望的方式爱她。也许这就解释了她为什么将姑姑的死看作背叛。她的姑姑，即她父亲的妹妹，代表了来访者心中真正意义上的"好母亲"。尽管如此，姑姑还是去世了。画布上那只脱落的手是一个象征，隐藏在显而易见的地方，代表着她母亲的手，暗含着意义与情感。更有甚者，女儿就是母亲没有受伤的手——一只木偶的手——活出了母亲期盼但因创伤永远无法实现的生活。

隐藏的纽带

两位来访者都试图将话题引向一个未知的创伤领域，父母与孩子之间的游戏在语言的传递中具有双重信息。创伤会在父母教训或惩罚孩子时发生。例如，当父亲对孩子说"闭嘴"，或母亲在焦虑时戏弄孩子："如果你不听话，我们就不要你了。"这些似乎都不是家庭生活的常态，但成了打破正常生活的、不断重复的"语录"，并且往往是以一声轻笑，一声叹息或者一次愤怒的情绪爆发结束——之后大家都若无其事。孩子和父母间的交流似乎越来越少，最后只谈一些无关紧要的事，例如"她经常说这些无意义的话""只是开个玩笑而已""只是个简单的游戏"，而当事人却保持沉默。

这些话似乎不适用于其他关系，也不符合讲述者自己及家庭的形象。这是一种发生在特殊情境下的说话方式，在这种情境下，人们既可以表示支持，也可以反驳道"这些话毫无意义"。这些没有确切含义的话并不能完全被理解，但能将家庭成员联系在一起——不仅仅基于家庭成员隐约意识到的共同经历，还基于一种会无意识彼此忠诚的身份认同。在后一种意义上，家庭成员间的对话会带着不可言说的创伤标记。

在主体性的形成过程中，个体在某个阶段会疑惑"我是谁？"这个问题可以从多个层面回答。作为一个独立个体，我是谁？我在社区中是谁？对别人而言我是谁？在家庭中我又是谁？就最后一个问题而言，个体与祖先之间的纽带与伦理有必然联系。伦理是指赋予这些主观问题一个合法的、稳定的答案。个体想要探索自己是谁，就必然会问类似问题："我和我的家庭有什么联系？在这些关系中，我该如何区分哪些是我可以拒绝的，哪些是我不能拒绝的？是什么让我成为家庭一员？"最后一个方面是至关重要的，成为"家庭一员"的纽带将个体与祖先联结起来，就像血管中流淌的血液一样，标志着"血统"的联结。

我认为，这是弗洛伊德的"肯定（Bejahung）"概念的延伸。在他关于否认的文章中，"Bejahung"是指肯定，而"Verneinung"则是否认某种联结。我们在这些案例中看到的是，父母通过将孩子与自己的创伤联结起来，从而坚持对孩子提出的要求，在一定程度上这种要求可以理解为弗洛伊德"肯定"概念的反转和延伸。

对于弗洛伊德来说，"肯定"是主体早期对一段经历的认同，而"是（yes）"则是将经验要素结合在一起。拉康补充了弗洛伊德的概念，即儿童的肯定发生于"他者"（代表象征秩序、文化或第三方），有共同的符号，从而有可能使用语言来交流经验。来自其他创伤来访者的肯定是无效的（并不是否定，因为否定意味着先前的肯定），"孩子是我们中的一员"是错误的说法，这在某种程度上否定了孩子的经历，使孩子陷入危机——如果孩子声称拥有自己的体验，就必须放弃整个家庭维持的联结。这是一种不正确的行为主张，因为家庭已经取代了更大的社会规则，使用了颠倒性的语言，用特殊的方式传递无意识含义，否认或修正来自不同时间和地点的创伤。而现在它们的作用是否定当前的主观体验。

在这些家庭中，我们可以观察到"肯定"的延伸，它超越了符号表征所需的主体的原始确认，以及象征秩序的他者反应，即他者对主体创伤确认的态度。这里有一个创伤循环，最开始从父母传递给孩子，但由于对创伤的不确定，又从孩子传回父母。直到象征秩序的他者也不能确认主体对创伤的肯定时，创伤性伤痕才算完整。在这种不确定中，他者认为孩子通过捕捉经历中的创伤性，代替以创伤的逻辑。在上述案例中，有许多明显的语言颠倒的例子：孩子说"很痛"，得到的回复是"不痛"；父母声称"我理解你"，实际意思是"请理解我"。在家庭语言中，父母恳请孩子"理解"变成了一种要求，即孩子不能觉得被伤害或批评。因此，孩子为了满足父母的要求，就感受不到自己的疼痛。

从广义上看，"肯定"是孩子从他的家人那里得到的标记，上面写着"你是我们中的一员"，这种"肯定"通过否定孩子的体验来确定其作为家庭成员的身份。它将孩子与父母过去的创伤联系起来，孩子受到创伤的影响，并由此被定义，但却无法知道父母创伤的对象。比这更糟糕的是，那些反常的新象征（不同的道德规范和关系）突然开始起作用了。孩子在不同的象征系统中切换，失去方向。在法律失效以及家庭成员赖以生存的共识的破裂下，混乱是缺乏对"伦理失效"的解释的结果。对家庭内部伦理关系之外的普通生活造成的损害，成了一个更大的问题：从自由转变为莫名限制，辅以无法理解的规则。个人在家庭中的地位不再与生俱来，而是深深暗含在那些他们被迫接受的、既需要承担又要否认的创伤中。

因为创伤的实际残留十分恐怖，所以这些标记非常重要并且很有力量。此外，这些标记的力量源于家庭自我定义的过程。创伤标志着自己的身份、他人的期望，以及自己对周围世界的期望。当家庭根据创伤标记来定义孩子时，家庭设置了"预兆"，标记"事物实际的本质"，这是一种在没有真正理解世界的情况下交流紧急事情的方式。这加深了创伤，并不可避免地导致反复的伦理失效——破坏性在于伦理在法律之外。伦理无法被表达，人们不能预测或安全地应对，甚至不能根据家庭成员在当前生活中的现实需要做出裁决。

一个家庭用来定义"我们是谁"或定义与更大群体之间联系的思想立场

或价值观，可以成为创伤教训的载体。这些思想立场不仅能确定"我们"可以信任谁，还能识别作为危险来源的敌人。有时，人们会因认同彼此经历的创伤而结婚。感觉孩子受到伤害或面临危险时，婚姻和孩子就是饱受创伤的过去与现在的健康生活之间的分界线。但是创伤会成为家庭生活的缺口，需要极大的努力来阻止和纠正它，用做好事来弥补过错。

出生在这样一个家庭的孩子，可能会认为自己的出生是为了结束父母在前几代人那儿所受的痛苦。讽刺的是，在不知情的情况下，孩子认为自己是来修复创伤的，这迫使他们努力去发现父母竭力隐藏的痛苦。在努力建立与父母的联结的过程中，孩子会给父母施加新的压力，让父母无意识地将孩子推到重新开启的创伤经历中。这是创伤再现的另一部分。

本章所描述的创伤教训会导致身份认同存在漏洞，破坏创造意义的努力，这些努力会驱使我们认识自己是谁、对他人意味着什么。创伤教训还将创伤置于家庭和社会关系的中心，取代了自主生存，甚至让孩子表征创伤。这是家庭无意识地将创伤置于生活中心的体现。

参考文献

Freud, S. (1925h). Negation. *S.E., 19*: 235-239. London: Hogarth.

Lacan, J. (1953-1954). *The Seminars of Jacques Lacan: Book I—Freud's Papers on Technique*, J.-A. Miller (Ed.). Cambridge: Cambridge University Press, 1988.

第八章

代际冲突与家庭"神话"

弗吉尼娅·德莫斯

本章探究在背井离乡的情况下，丧失和虐待带来的创伤如何在代际传递。本章描述了一位年轻女性的痛苦挣扎，她需要学会相信自己的经历，接受父母营造的摧毁现实的家庭"神话"；学会认识她是如何重复父母的防御机制，将自己置身险境，从而延续创伤。

来访者

L女士是一个20岁的大学三年级学生。她充满魅力、口才极佳。目前正因酗酒导致无法集中精力完成学校课程，甚至有卧轨自杀的想法。从表面上看，她的行为是在有意识地效仿安娜·卡列尼娜（Anna Karenina）这一悲剧角色，但是随着时间推移，她的故事有更深的渊源，而不仅仅出于对浪漫宿命的向往。从更深远的角度来看，她在无意识地效仿她的母亲，后者在少年时期出过车祸。

进行心理治疗时，她这样描述自己的问题："所有事情都是支离破碎的，但是我不知道为什么会这样。"这一防御表现是对虚假自体的压抑，她很难去探索问题，总是很快就转为觉得自己是个彻底的失败者，将来会变成一个像她口中的母亲一样无用的人。她对自己的体能和智力水平没有切合实际的认知，总是强迫自己完成任务。她的世界充满了严苛的两极化思维，在"最好"的标准之外，就只剩"自己又懒又坏且一无是处"。这种内心深处的自我否定是她对自己最持久、最确切的认知。在大学中期时，她的自信土崩瓦解，只剩下挫败感，并且越来越关注自杀。

这种特殊的自杀意向可能代表她无意识地想要阻止那辆"失控的列车"，那辆她出于未知的情绪"登上"的列车。但这是一次代价高昂的旅程，也是一次内心极度消耗且充满自责的旅程，她自己也不知道目的地在哪儿。她曾多次表示不知道自己是谁，也不知道自己想要什么。她似乎别无选择，要么认同暴躁、可怕、凡事理想化的父亲，要么认同沮丧、精神失常的母亲。但后者是她不能接受的，而前者她已经失去了。

家庭背景

L女士的父母是来自南欧的移民。在父亲的家庭里，来访者的祖母和舅爷是家里众多孩子中仅存的幸存者。舅爷一辈子没有结婚，祖母嫁给了一个酒鬼，这个酒鬼在父亲还是个蹒跚学步的孩子时抛弃了他们母子。此后祖母就一直致力于深造，追求自己的事业，把年幼的儿子留给了她的母亲和弟弟，这也使父亲的整个童年都笼罩在被舅舅虐待的阴影下。

父亲一直不和舅舅或外祖母亲近，但是他很爱他的母亲，并为她感到骄傲。不过听L女士的描述，父亲对自己的母亲并不好，常常冲她发脾气，大吼大叫。父亲小时候只见过祖父一次。十几岁时的再次见面也闹得不欢而散——因为祖父整日烂醉如泥，几年后就去世了，以至于父亲连向他表达恨意的机会都没有。就像祖母被抛弃之后的举动一样，父亲一门心思地想有所作为。他大学毕业，获得高等教育学位，后来成为一位成功的商人。因此，在父亲这边，原生家庭的创伤似乎是"通过艰苦工作取得成就以及拒绝依赖"，当面对丧失时，要通过虐待弱小的人来发泄自己的愤怒。

母亲的生活史不是很清晰。她接受过时尚培训，但是不想给别人打工，担心别人抢走自己的功劳。她通过一个少数民族青年团体认识了父亲，两人很快就结婚了。不幸的是，在怀第一个孩子（也就是 L 女士）的时候，外祖母去世了，为纪念外祖母，母亲便以她的名字来给孩子取名。此后，全家搬去和外祖父一起居住。在接下来的几年，他们又生了两个孩子。外祖父去世以后，母亲和自己的哥哥因为争遗产闹翻了，此后再无来往。如上文提到的，年少时期 L 女士的母亲出过车祸，较长一段时间都不能自主行动。不过那次事故的赔款丰厚，他们因此拥有了自己的房子。母亲因丧失造成的创伤也很突出，尤其是在期待自己第一个孩子的出生时，却突然得知了亲人的死讯。在这种复杂且悲伤的情绪中，以外祖母的名字命名的行为可能是某种移情的表现。在母亲的人生中，手足竞争似乎非常激烈。而虽然整个家庭从车祸中受益，却也实实在在地阻挠了一个青少年的发展。

根据 L 女士的描述，自从儿子出生之后，母亲似乎就忽略了女儿们，她在很小时就被母亲分配了照顾小妹妹的任务。起初，这个家过得很不错，母亲每天做好饭，接送孩子上下学，生日时还会在后院举办聚会。但在 L 女士四年级时，有一天父亲来接他们放学。他们回家后，发现屋子里一片漆黑，母亲卧病在床。她的身体机能莫名其妙地开始急剧退化。从那天开始，母亲就很少出门了，不再去见朋友，也不再履行母亲的职责。但家里从来没人挑明母亲的问题，母亲否认自己有抑郁或者任何问题，父亲也不承认家里有任何变化。这件事情正好发生在最小的孩子（也是唯一的儿子）刚入学时，这对母亲来说是一种情感上的抛弃，或者是一种母亲角色的深度丧失。母亲独自留在家，终日无法正常生活。

家族史中出现了若干迹象，强有力地表明创伤代际传递的潜力。首先，父母的生活经历表明他们无法处理强烈且痛苦的情绪，尤其是关于丧失和分离的情绪，这与移民造成的背井离乡的无根之感相关。和移民家庭中常见的案例一样，高成就似乎是一种对丧失的防御性补偿，也可以确保家庭在一个新国家得以生存。但是，在这个家庭里，与剥夺和羞辱相关的强烈愤怒似乎不断地爆发。其次，这对父母一致否认母亲发生了非常明显、突然的变化。最后，尽管未被承认，但父母与子女的角色已经发生了反转——L女士从童年中期开始就不得不照顾两个年幼的弟妹。随着治疗工作的深入，L女士能够公开谈论家庭中的虐待和忽视，这三个因素变得非常突出。我将集中讨论它们如何影响L女士的心理发展、她尝试的解决方案，以及她为摆脱父母所做的痛苦挣扎。父母试图以她为精神支柱，让自己免受未能解决的丧失、伤痛和恐惧地折磨，因而也不会阻止女儿"成为家中特殊的角色"的这一意愿。

家庭会谈

在早期治疗工作中，我们集中讨论了L女士对依赖的矛盾心理。这表现在她对母亲的态度上，她既蔑视母亲的需求，又渴望帮助她；还表现在她对自己的认知上。一方面，她担心"需要别人"就代表自己是失败者，有被他人剥削的风险；另一方面，她又极度渴望被照顾。她开始认识到，长期以来为了取悦和照顾他人使自己处在压抑需求和感情的模式中，以及这种模式主导了自己与朋友及异性的关系，她恨自己没有勇气在别人面前坚持真我。在这种情况下，她的学业看上去像是一种孤注一掷的尝试——试图摆脱失败者的感受，就像她的母亲一样。同时，学业成绩也是一种变相的讨好，这又像她成功的父亲。

在治疗初期，我们组织了一系列家庭会谈。在进行会谈之前，我安排了一次与三个兄弟姐妹的会面，想听听他们对家庭生活的看法，试图帮助他们重建在这一代人中已经变得非常脆弱的家庭联盟。会谈中我发现，每个孩子的学业和情绪管理都出现了问题。L女士的弟弟妹妹证实了母亲的精神崩溃和父亲的愤怒，但是他们可以比L女士更自如地向父母表达自己的愤怒和反抗。他们只想尽快离开家，无法理解姐姐的自杀意愿。比起弟弟和妹妹，L女士更深地与父母纠缠在一起。从创伤传递的角度来看，弟弟妹妹的情境提出了一个有趣的问题：L女士作为第一个出生的孩子，是否更充分地接受了传递的创伤，也从而在某种程度上解放了她的弟弟妹妹？或者弟弟妹妹努力想要与父母分开的愿望是对其依赖性的否定，从而更有可能在未来导致无意识的行为？

在家庭会谈中，L女士的妹妹与父母的对抗最激烈。第一次治疗快结束时，来访者的母亲说她觉得L女士不尊重她，认为她是个失败者。L女士无法承认这一事实，觉得自己一直在努力地照顾母亲。我们试图总结家庭中真实生活的两个版本：孩子们的感受主要集中在母亲的身体功能障碍、父母的争吵以及这些对他们的影响。而父母的观点则集中在他们有多宠溺孩子以及孩子如何"利用"母亲。当我们试着澄清父母在经营婚姻、照料子女问题上的责任时，父母虽然在一开始表示了承认，但是很快又责备起孩子并坚称照顾父母是子女的分内事。父母近乎病态地笃定这一点，他们自诩正义的观念根深蒂固，像是代表了家乡文化中一种奇怪的僵化思维。他们把所有善意给了自己，而将所有责任都归咎于"忘恩负义又冷漠无情的孩子"。他们也同样表现出对依赖和需求的深层矛盾，这一点L女士早先就明确讲过：这种矛盾让他人成为他们想象中"被宠坏的讨厌鬼"，就如同他们对孩子的定义，既渴望孩子照顾自己又感到被孩子的需要所剥削。孩子们都尽最大努力避免自己受到这种指责——L女士的方式是尽力安抚父母，而弟弟妹妹则是愤怒地直接反驳。

讨论很波折，但孩子们发现这样的讨论虽然痛苦却很有用，他们以前从未这样做过，也从未在家庭中讨论过他们经历的麻烦。L女士报告说，午餐期间父母质疑，认为在治疗中家庭现实存在两种叙述版本，而孩子们一起重申了他们的版本。还有一次，当父母发生争执时，没有孩子跑去安慰父母中的任何一个。L女士说，这是他们第一次这么统一。因此，重新建立代际边界的初步尝试似乎取得了一些进展。至少现在孩子们在共同对抗父母，而不只是L女士个人内心的剧烈挣扎。

心理治疗

虽然在治疗期间，L女士继续努力取悦父母，但父亲始终保持抵触且缄口不言，这让她十分震惊与失望。同样让她惊讶的是，母亲在治疗中尽可能地倾诉自己，而她却哑口无言。由于与弟弟妹妹形成了强大同盟，再加上父亲在家庭会谈中的表现，她突然感受到自己对父亲彻底的去理想化，这让她很困扰。她不知道今后该仰望谁，该向谁寻求建议。但也开始觉得自己没有资格对父亲感到愤怒，还告诉我治疗结束之后她不会再为此感到愤怒，我能看出她并不开心，一脸呆滞地离开了咨询室。

在父母认定的事实面前，她没有能力坚持自己的现实感受，这种无力感正是父母病态的笃定对她精神世界造成的主要影响之一。父母一致否认家庭中的问题，否认自己没有能力处理痛苦的情绪，否认他们依靠女儿来照顾。这些否认纠缠在一起，破坏了大女儿对自己想法和体验的自信。因此，与之相对的，L女士的治疗目标是努力承认自己认为的现实，意识到自己有权拥有感受和需要，放弃被安排的家庭角色。将其父亲令人恐惧的愤怒作为情景，L女士的一个核心问题是害怕自己的攻击性一旦暴发就会失控，害怕这样的愤怒可能会致命。她还意识到这些恐惧削弱了她为自己辩护或提出诉求的能力，也明白了这些恐惧会让她产生巨大的内疚感和自杀意愿，尤其是对崩溃的母亲的愤怒——她甚至想"杀死"自己的母亲。

在同一阶段，她做了两个噩梦。梦中的一个场景是父亲失控地攻击她，另一个是她因为痛恨父亲而杀死了他，这样的梦让她感到害怕和内疚。几天后，她越来越频繁地做噩梦，有时梦见父亲冲她大吼大叫，动手打她；有时候父亲又极具诱惑地靠近她。L女士非常害怕这些梦诱发的强烈情绪，她也无法独自处理这些感受。她需要帮助，但是这又将她置于依赖别人的焦虑中，她感到无能为力，感到自己处于被治疗师支配的风险中。

当与这种激烈的情绪抗争时，她的自杀倾向愈发强烈，还连续两天服用了非致命剂量的处方药，且没告诉任何人。后来，她承认药物是自杀计划的第一步，完整的计划是将自己绑在火车轨道上，再用药物麻痹自己，这样就不会挣扎。我强烈要求她保证不会自寻短见，保证接受心理治疗。但其实她最深的困境在于不敢发怒——她害怕父母知道之后就不再爱她了。因此，她面临两难抉择：做自己就意味着放弃父母的爱，而伪装就意味着抛弃自己。她逐渐意识到自己总是在"被人了解真实的自己"和"通过压抑自己获得爱"之间做出选择，这让她开始注意别人是怎样在愤怒的同时还能关心他人，注意我是怎么做到生她气时不冲她吼。虽然我因她服药的事情很生气，但也能心平气和地与她谈论这种行为的意义。显然，我这样的举动让她感到惊讶。治疗进行到这个阶段，她有些尴尬地说，她很开心自己能活着。

另一方面，"性梦"引导我们探究家庭中强烈的俄狄浦斯情结。她母亲的虚弱和崩溃，强化了L女士"应该成为父亲更理想和更好的伴侣"的感受。她讲述了她的幻想——作为父亲的约会对象，她会盛装打扮，与父亲一起出席母亲不想参加的各种宴会，她觉得自己爱父亲胜过爱母亲。

接下来发生了一连串糟糕的事情。家人忘了她生日是哪一天，这让她非常伤心。她还经历了一个复杂的哀悼过程，也无法返回学校。她以一种会带来真正伤害的方式又一次见诸行动——和未成年的朋友喝酒。这些叠加在一起，让她产生了一种陌生的悲痛感，而这代表着真正的突破，因为家人总是对悲伤避而不谈。她说她迷失了方向，只能相信我所说的"悲伤是健康且重要的"。她还说梦到人们白天进行伪装，然后晚上露出真面。她也是其中一员，但即使是独自一人的时候，她也无法卸下伪装。她对父母感到强烈的愤怒，但很快又会内疚，然后极度渴望得到他们的拥抱和安慰。她抽泣着，渴望再次成为一个孩子。

这一悲伤证明了这么多年来被压抑的渴望，也重新唤醒了发生过的有关身心虐待的记忆，这些令人恐怖的记忆如洪水般向她涌来。她经常被父亲殴打，母亲则常常一开口就是责骂。如果孩子们拿了她的钢笔或者把什么东西撒地上了，她就威胁道："你给我站在这儿不准动，等你爸爸回来教训你！"可想而知，父亲回家就意味着一顿拷打。L女士说，母亲似乎没注意到她有时为了避免挨打，会让妹妹代替自己。如果弟弟带着掌印去学校，老师就会让社区服务人员家访。父母这时会告诉孩子："你可以说真话，但是你就会被带走，再也见不到我们"。这明显暗示了父母知道家暴的后果，但并不想付出任何努力改变自己。因此，L女士和弟弟妹妹很难在被虐待和失去父母之间做出选择，最终只能隐瞒家里发生的这些事情。

第二次家庭会谈

在随后的家庭会谈中，L女士的父亲极力弱化殴打对孩子们造成的影响。他说自己小时候也经常被打，但并没有产生什么影响，而且孩子们也应该明白他是爱他们的。他根本不能理解L女士从小到大一直忍受的极度恐惧，就像他也无法从自己童年的受虐经历中感受到恐惧一样。对恐惧的否认，很可能是他对早年的软弱、贫穷和想象中的坏的投射。他将这种自我憎恨投射到穷困、无助及所谓的不省心的孩子身上，以此自由发泄他自诩正义但实则具有报复性的愤怒。

L女士害怕妹妹无法证明她曾经遭受父母殴打，害怕妹妹认为自己谈论虐待是不忠于家庭的表现。但出乎意料，妹妹确实证明了L女士被殴打的事实和母亲的情感缺失。然而，她并不像L女士那样蔑视母亲或者将父亲理想化，也并没有觉得姐姐不忠诚。相反，妹妹只想远离父母。L女士十分嫉妒妹妹能够洒脱地逃离家庭，她曾经认为自己比妹妹优越，并因此获得了诸多满足感，而现在妹妹的举动却让她感到震惊和羞愧。她很恼怒，原来在某些事情上妹妹其实要比她更懂事，她突然觉得自己的性格原来是如此刻薄。在孩童时期，当那些本该落在她身上的殴打转向妹妹时，她是那么开心。在对抗自己的施虐倾向，不情愿地放弃成为"最好的孩子"或"天之骄子"的过程中，她又一次动了自杀的念头。

　　是继续保持在家中的"特殊"位置，还是选择更清楚地了解自己和父母，这一选择让来访者内心极度挣扎，她在接下来几周剧烈的情感波动中得到了答案。每一次回家，都会有一个声音在试图说服她，告诉她父亲和母亲需要她，她应该停止治疗，回到学校去。往往这个时候，她都会很需要我。治疗的过程让她觉得十分内疚，她觉得自己花着父亲的钱但却在揭露他的虐待行为。她重新认真地审视了父亲对自己的身体和情感虐待，以及母亲精神崩溃后她对父亲矛盾的浪漫幻想，但还是没有办法将虐待她的父亲与她所崇拜并尽力讨好的父亲的形象整合在一起。父母在很多事情上都听从她的决定，使她相信她可以在家中独当一面，完成一切事情，并对此深信不疑，沉迷其中。她幻想和父亲结婚，而这个想法却惹怒了父亲，甚至让他唾弃她。这表示他似乎更愿意保护功能失调的妻子，而不是对女儿有兴趣。

　　治疗中，来访者的情绪高涨，而且高度依赖移情。L女士希望我能带她回家，让我扮演她母亲的角色。在移情关系中，她最原始、真实的情感似乎可以让她对同龄人产生兴趣。她决定假期不再回家，因为总是能在家里感受到对父母的、非常矛盾的情绪，她已经不知道该怎么面对他们了。而在她说出这项决定之后，父亲宣布他不再会在她的治疗上花那么多钱了。

　　在第三次家庭治疗中，父亲表示，女儿的这项决定让他非常难过和受到伤害。虽然他说自己并不生气，但是他的行为和"在我们心口插了一把匕首"的隐喻出卖了他。尽管他不承认限制治疗经费和女儿假期不再回家的决定有任何联系，但事实上他觉得这样的决定就是一种疏离和背叛。他极力否认L女士的经历，这让治疗师想起了索戈尔德关于"灵魂谋杀"的作品。父亲觉得他看到的才是这个家唯一可能发生的事实——自己作为一个出色的家长，遭受了伤害和抛弃。因此他觉得有权用愤怒和金钱，消除对"幸福家庭神话"的任何威胁，即使这样做意味着对孩子自我意识的破坏。L女士也曾被这种家庭神话所吸引和诱惑，但她现在正在努力地思考什么才是真正的自我。父亲撤资的举动让她既震惊又沮丧，但她还是决定会想办法继续治疗。

后续治疗

接下来几个月的治疗非常艰难。L女士不停地在两种情绪之间徘徊。有时候她非常生气，就像一个渴望得到关怀的"被宠坏的小孩"；有时候她又觉得需要对自己负责，做自己必须做的事情。对父亲这种报复性的行为，她一会儿很震惊，一会儿又突然能够理解。她很想逃离这种痛苦，做自己想做的事情，但是她也能意识到，如果选择逃避就会和母亲一样。母亲总是麻痹自己，抛下应有的责任，也放弃去努力争取自己的立场。

之后的几次治疗L女士都缺席了，这是之前从未发生过的。她留给我一张纸条，表达了对我的愤怒，她责备我既没能保护她免受父亲的报复，也没有改变父亲的想法——那时候我在她眼里已成为现实和局限的化身，可是尽管苦苦哀求，我还是没有带她回家——她也很讨厌我就这样看穿了她。后来她承认，某些时候她冲我撒气，是因为不敢向父母表达愤怒，害怕事情会变得更糟。在这个阶段过去后，她开始慢慢感到了一个小小的、脆弱的自我正在形成，这样的自我可能在治疗的过程中呈现，也可能会展现给她的男友，但不会在家里出现。

L女士想自己支付治疗费用，但是找工作对她来说是很矛盾的事。这似乎象征着她要迈出重要的一步，要证明自己能够独立，要放弃被父母爱和关怀的愿望，也意味着要接受自己童年被虐待的事实及所有痛苦，意味着放弃幻想中的、特殊而备受青睐的家庭位置。她虽然感到无力，但更厌恶自己无所事事，这也让她意识到自己真的不像母亲。她开始努力思考自己想要成为一个什么样的女性。

这段日子里，她和男友的关系日渐升温，但同时也意识到自己是多么害怕真正的亲密。她的梦都是男友离开她，跟其他人在一起了。这些梦可能与父女关系相关——父亲为了虚弱的妻子抛弃了她，让她受到了深深伤害。她很难把这种全新的爱与她对父亲的感觉区分开来，也很难接受一个人可以且应该拥有不带虐待的恋爱关系。这期间，她突然单方面地决定不再吃药，这引起了强烈的戒断症状和剧烈的情绪起伏。她决心不依靠药物来度过这段危机，也欣喜地发现自己不再有自杀的念头，这种自我发现或许有助于她开始信任自己。

在我休假期间，L女士和男朋友到纽约玩了一天，他们还去坐了地铁，她告诉我她终于不再害怕坐地铁了。她还回了趟家，看了自己童年时期的家庭录像，这些可怕的录像充斥了母亲的大喊大叫，也包括了她在遭受母亲刻薄对待之后，如法炮制地对待妹妹。这让她非常难过，但是能观看这些录像也算是迈出一步，她可以打破即便是在遭受身体和言语虐待时仍然保持的美好童年幻想。

当L女士准备返回学校时，她不得不再次和家人商谈钱的问题。在与父母漫长的电话沟通中，她已经能够直接面对他们。在父亲怒吼时，她也能够直接回复："如果你再冲我大喊大叫，我就挂断电话"——他终于停下来了。最后，父母竟为有这样完全不同的交流方式而感谢她。他们同意她去找工作来负担自己的学费，不过父亲愿意为她支付治疗费用。父亲好像变得柔和一些，也许是因为女儿仍然愿意与他对话，仍然需要他的支持；也许是女儿病情确实有了很大的好转，不再想自杀，他为此感到欣慰。这一次，L女士不再全盘接受父母的安排，而是和他们据理力争，她欣然接受了与父母约定中的承诺。

重返学校是一个喜忧参半的经历。在社交上，她很孤独，也很孤立——

之前的朋友都离开了学校，也还没有发展出新的社交圈子。但她的学习方面发生了显著变化，她不再迫使自己成为最好的学生。现在她学习起来很有效率，也没有什么压力，每天晚上能睡八个小时。她似乎又开心又有些困惑，也安抚自己"改变就这么发生了"。她很少再去理想化那个给她建议的人，而是更能看到这个人的一些局限性。

在校园里听到狼的声音仍然会引起她无限的恐惧，她担心它们会跑到寝室里袭击自己。这种幻想引发了另外一些栩栩如生的画面，画面中是父亲那张狂躁而愤怒、面红耳赤、青筋暴起的脸，她甚至能想象他锋利的牙齿。这些联想使她冷静下来，意识到她正在重复家人的防御模式——通过苛责男友，将害怕和沮丧发泄出来。她不想这样做，但是每当从伤痛和窘迫的境况中脱身之后，她就总会挑剔男友并冲他发火。意识到这一点，她也明白了父母是如何用防御性的愤怒来隐藏伤痛，从而保护自己。她问我："重复这样的模式，是我的错还是他们的错？"我告诉她，现在她的责任是与发生在自己身上的各种恐惧和伤痛待在一起，与它们一起工作，这些情绪曾经让她的父母变得暴力，她需要触摸它们，最后克服它们。

因为她想知道是否可以将自己和男友的情绪分开，例如如果他抑郁了，她会快乐吗？她开始再次感受自己对父母的愤怒。L女士一直不知道母亲为什么会重度抑郁，她在一个关于报复的梦中向母亲控诉她所有伤害自己的方式。L女士决定在拥有孩子之前，弄清楚所有想要改变的事情。于是，她安排了一次重要的电话沟通，告诉母亲她对曾经的那些殴打非常愤怒，但也表示说这些不是为了获得道歉，仅仅只想让她们两人真实地面对彼此。她告诉母亲她是怎样整日生活在这些殴打的阴影下，害怕犯错，而且总是在道歉讨好。母亲听进去了，也承认她从来没有想过这些事情可能产生这么多潜在的后果。得到母亲的回应，听到母亲对自己童年经历的确认，L女士感到也许现在可以将这"两种现实"整合在一起了。

但是突然有一天，L女士的父亲失业了。她很快又被拉回到之前的状态，再一次相信自己有能力也有意愿帮助父亲。她感觉到这是她欠的一笔债，而且一时半会儿无法偿还。再次回归家庭其实也表明了她内心深处不想继续工作。但实际上她已经做了很多，照顾了父母和弟妹很多年。现在是她父母欠她的了，毕竟不管怎么说，让她自己支持自己是不公平的。不过好在她最后找到了一份适合自己的工作，也很享受它。

讨论

我们更容易在L女士父亲的家族里找到创伤的线索。L女士的祖父母失去了很多子女，而幸存下来的孩子几乎都没有能力修通创伤、管理暴力情绪和抚养下一代。祖母在失去丈夫后把生活重心转向了工作，因此来访者的父亲不仅失去了自己的父亲，还"失去"了作为主要养育者的母亲。他很早就意识到他的需要、丧失和无助的情绪会招致愤怒、责备和虐待。为了生存下来，他采取了相同的防御机制。

汤姆金斯认为，贬低他人、理想化自我以及将世界非黑即白极化的需求会动态地联系在一起，他称之为净化脚本（decontamination script）。这种两极分化被强烈的自我仇恨和厌恶情感驱动，这是两种极端诱惑，要么被污染，要么变完美。两极分化的加剧，传递了这样一种信念：一个人的糟糕是根深蒂固的，永远不能被忍受和面对，但可以通过寻找一个完美的世界来净化它，在这个完美的世界中人们永远不会痛苦。移民可能意味着这种分裂，人们向往一个全新的完美世界，而将那个陈旧痛苦的世界抛诸脑后。新的世界将会有新的一代，他们可以与过去的创伤彻底分离。

可能L女士的父亲，也许还包括母亲，都花费了太多的精力养家糊口，放弃了照顾下一代情绪的责任。但是父亲否认自己缺乏与他人建立情感联结的能力，也否认自己为此担忧，因此他不得不将自己粉饰为一个有爱心的父亲，并建构了一个理想的家庭神话，通过这种家庭神话逃避残酷的现实。

母亲家族创伤的来源从未被明确指出，但是承受分离或差异的能力却没有得到良好发展。这种不足很可能源于移民过程中遗留下来的丧失，又被祖母早逝所激发。因此L女士的母亲以祖母的名字命名她的第一个孩子，一家人又搬到了父母家附近——好像是在通过照顾父亲来弥补心理缺失。在最小的孩子入学时，母亲患上了严重的抑郁症，也因而觉得孩子应该照顾自己。她否认自己的依赖性和情绪失控，像她丈夫之前一样，在贬低和理想化的两个极端间摇摆。

L女士的父母成功达成了共识：在家里，父亲忠于母亲，从来不责备她。就像父亲和他自己母亲的关系一样，在周遭充斥着暴力时，他将母亲作为榜样；当自己处在一个糟糕的家庭中时，他又构建了一个理想化的幸福家庭的神话。母亲功能失调越来越严重，甚至有些偏执，她坚决否认自己是一个依赖他人的人，而她的这种偏执可能更深化，更容易在家族间代际传递。她以愤愤不平的姿态对孩子们说："为什么我要给你们做饭或者打扫卫生？"这意味着一场关于谁应该照顾谁的激烈竞争。她常觉得孩子会偷她的东西，为此非常生气。其实早些时候她就有这样的焦虑，总觉得别人会从她的时尚设计中获利，哥哥会从她父亲那里骗取本该属于她的遗产。一代人对羡慕和嫉妒的强烈感受可以传递给下一代，在兄弟姐妹中潜移默化。当这种羡慕和嫉妒被传递时，兄弟姐妹之间的关系会受到很大影响，就像L女士和她的弟弟妹妹一样。

L女士的弟弟妹妹似乎很讨厌父母，但并没有因曾经所经历的忽视和虐待而受到伤害，只是一门心思远离父母。而L女士却因母亲的精神崩溃和父亲的粉饰太平被勾引到强烈的俄狄浦斯情结中，她不得不接受父亲理想化的家庭观念，承担起照顾父母情绪的责任。她必须得做一个活泼、有天赋又吸引人的孩子，这样才能得到父母善意的对待。一旦她表现出任何对教养和自主性的需求，或者有一丁点儿抱怨，就会立刻引发父母的不认同。他们会消极投射对孩子令其憎恶的弱点，调动自我防御机制，然后燃起惩罚的怒火，行使"正义的权利"，指责孩子的种种错处。

对于孩子来说，这无疑是有威慑力的，但也会深感困惑。父母彼此之间用光了所有的善意，而把所有的恶意投射给孩子。如果孩子们被勾引着想要参与这种善意，为了保护这种假象，父母一定会拒绝和否认——就像L女士那样，一旦被父母看出她生气了或者表现出想要被照顾的样子，就无形中证实了父母的观点：孩子就是爱制造麻烦（Demos，1998）。L女士陷入一种深深的自我矛盾中，在母亲放弃了为人母的职责后，L女士自己的需求、父母的需求以及两者之间的冲突都被狂热的俄狄浦斯情结强化。

在母亲不知缘由的情绪崩溃后，父母都希望L女士能够接手母亲的工作，以确保家庭正常运转的神话。双方似乎都在无意识地算计得失：从父母的角度来说，"你照顾我们，别离开我们，掩盖这些弱点，假装一切正常如旧。这样我们就能免遭痛苦，我们也会给你学费，满足你其他物质需求。"从L女士的角度来说，"我会否认你们作为父母的虚弱和焦虑，也不会说你们虐待我，不过这要以你们的爱和金钱作为交换。我对你们有需求，生你们的气，这都是合理的，说不定还有机会赢得奖励——'嫁给父亲'。"但成年后，当L女士的情绪开始低落甚至崩溃时，家庭苦苦维持的神话受到了空前的挑战。

不过这种家庭神话一直都未受到真正冲击，直到L女士决定假期不再回家。这被父母看作是对交易的彻底背叛，于是父亲实施了经济报复。他的行为粉碎了L女士一直以来的信念，她还以为父亲会永远照顾她。这之后，她深切地感到父母亏欠了自己，她对父母突然不再给她钱、自己不得不去工作非常生气。而真正需要靠自己了，也让她感到害怕。她说，虽然之前的约定没有明言但也是双方默认的，父母才是背叛了这一约定的人。随着治疗的推进，她也慢慢开始相信、重视自己的经历，开始接受自己不那么美好的现实，欣赏他人的长处也接受存在的局限，接受所有消极情绪的合理性，接受自己对于忠诚的矛盾，这样才能保证下一代不会再重复采用否认的防御机制，也不再重蹈她曾经忍受的虐待。

参考文献

Demos, E. V. (1998). Differentiating the repetition compulsion from trauma through the lens of Tomkins' script theory: a response to Russell. In: J. Tiecholz & D. Kriegman (Eds.), *Trauma, Repetition, and Affect Regulation: The Work of Paul Russell* (pp. 67-104). New York: Other Press.

Erikson, E. H. (1968). *Identity: Youth and Crisis*. New York: Norton.

Shengold, L. (1989). *Soul Murder*. New Haven, CT: Yale University Press.

Tomkins, S. S. (1990). Revisions in script theory. In: E. V. Demos (Ed.), *Exploring Affect: The Selected Writings of Silvan S. Tomkins* (pp. 389-396). New York: Cambridge University Press, 1995.

第 九 章

创伤和精神疾病的堂吉诃德式传递方式

弗朗索瓦丝·达沃因

从病人和分析师的角度来看,"堂吉诃德式"创伤代际传递的方式是与社会历史记录的临床经验联系在一起的。

原住民的心理动力学

最近我们在澳大利亚参加了一个关于精神分裂症治疗方法的国际研讨会,这个研讨会得到了盖塔诺·贝内德蒂(Gaetano Benedetti)在20世纪50年代创立的一个组织的赞助。早些时候,该组织汇集了来自欧洲和美国的精神分析师,尤其是来自奥斯汀·里格斯中心和切斯纳特洛奇的精神分析师,他们对治疗重性精神疾病很有经验。但这次研讨会似乎被"数据"控制了,我们花了大量的时间观察参会者"膜拜"统计数据,病人被当作物品一样呈报在案例分析中。

只有一位来自新西兰的参会者约翰·里德(John Read),声称儿童精神疾病通常与虐待有关。他和来自切斯纳特洛奇的安妮·西尔弗(Anne Silver)勇敢地捍卫心理动力学传统,反对伪科学治疗技术的控制。这种伪科学治疗技术看似建立在治疗基础上的，实则充满物化的说辞，对病人的梦只字不提，更不用说分析师的梦了。分析师的梦正是贝内德蒂的技术的特征，倡导澳大利亚原住民的知识来自"梦境"。

在这种背景下，我们意识到，我们都是具有"精神动力"原始文化的"原住民"，使用古老的、不合时宜的、密集的精神分析心理治疗，处理原始初级的心理。与认知行为治疗（Cognitive-Behavioral Therapy，CBT）、辩证行为治疗（Dialectical Behavior Therapy，DBT）、精神疾病诊断与统计手册（*The Diagnostic and Statistical Manual of Mental Disorders*，DSM）、电痉挛疗法（Electro-Convulsive Therapy，ECT）等相比，我们代表了一种使人不快的传统——尤其是我的法语口音。总的来说，我们的工作花费了太多的时间，关注太多乏味的细节，在文献上浪费了太多精力，更别提与病人这种黏滞的"主观性"生物令人难堪的接触了，我们还无法对他们的情况进行后续跟踪研究。

正如许多分析师在督导中说的那样——至少我是这样的——以一种弱弱的语气谈论那些不可能治愈的病人："我不得不告诉你一些事情，恐怕我做的可能不是精神分析，但它起了作用，我永远不敢在会议上谈论这件事。"通常情况下，这与失误相关。失误的出现，往往会在紧密的非象征性事物和结构中打开一个缺口，成为治疗的转折点。一旦超越精神分析二元体（psychoanalytic dyad），双方都诉诸语言，那么这些可笑的片段就会创造一种"新的归属感（new loyalty）"。

我要致谢英国神经学家、人类学家、精神分析的先驱W. H. 里弗斯（W. H. Rivers），在第一次世界大战期间，他使用精神分析帮助和治疗遭受创伤的士兵。正如他的著名病人西格里夫·萨松（Siegfried Sassoon，1937）后来在诗歌里表达的那样，他们在心理治疗中的相遇，以及对药物和电击疗法的抵制，开启了一个新开端，否则这种临时冻结的创伤必然会通过代际的方式传递下去。就创伤和精神病而言，时间是停止的。因此，一个人不能说："我、你或我们因为创伤而发疯。"因果关系对这种永恒的创伤传递来说没有任何意义，它只意味着过去和未来。在灾难领域，精神病与挥之不去的创伤有关，即使创伤事件发生在很久以前。

所以，本章的标题，"创伤和精神疾病的堂吉诃德式传递方式"和这种永恒的传递有关，这在现在看来已经过时了。在1998年一次主题为"精神病与社会环境"的秋季会议上，一位资深心理治疗师告诉我，"病人经常使我们感到挫败，但他们也会为此原谅我们。"在这样的挫败、被谅解、花功夫与被篡改的历史所背叛的主体建立一种新的忠诚的过程之中，信任、言语，以及使情感从残酷的创伤知识中浮现出来的空间与时间得以存在。但是这种"动力"实际上是一个障碍，我们被推入令人羞愧的冒险中，还试图迅速克制乃至压制它。现在我要花一些时间来讨论其中的荒谬情境。

一种荒谬的情境

1998年7月，在秋季会议之前，我们去远离家乡的国家做了一个演讲，演讲有关巴黎研讨会的主题——"疯狂与社会联结"。我的论文和"没错，在精神分析的帮助下走出疯狂或创伤是可能的"有关，以及如何与每个病人重新定义这个"没错（Yes）"。会议刚开始，我本应该宣读论文，但坐在我旁边的分析师（组织了本次会议）突然拿着她的手机说："这是打给你的。"然后我听到了巴黎一位病人的声音："我要自杀。你的疗法没有用。你为什么要这么做？我觉得一点希望也没有。"我的心脏开始怦怦怦地跳，又快又大声，我想每个参会代表都听见了。我回答说等会议结束后我再给他打电话。"好的"，他用很糟糕的声音回答道并挂断了电话。然后我宣读了我的论文。

然而，在我开口说话的那一刻，我感觉自己似乎变成了像希特勒一样的人：一个与病人的国家和家庭生活有着密切联系的暴君。我觉得好像自己正要给精神分析做宣传演讲，而家人却因我的过错被折磨致死。事实上，当研讨会结束后，我给那位病人回电话——但不是立刻就回的电话，我等了一会儿，有点虐待似的半夜把他叫醒——说道："对不起，我忘记时差了。"然后我告诉他，我晚些时候返回巴黎后就见他。

你也许会像我一样纳闷——他是怎样找到我的？这个谜团很快就解开了。他在大约15年前移居法国，此次从传言中得知我们的会议在离他家乡很近的国家举行。他的父母一直是纳粹的坚定支持者，当他还是个孩子时就卷入其中。"如果被坏人抓到的话，你就会死掉"——他是这么认为的，父母也会这样宣传。他承受着道德绑架和虐待，甚至在与父母那些虚伪朋友的孩子的友谊关系中也是如此。这就是他的生活，他在这方面受过良好的"训练"，并保留了其中的一些信念。小时候，他完全感受不到任何恐惧。

当逐渐背离父母的信仰后，他和父亲发生了激烈的争吵，还当着被洗脑的母亲的面被父亲多次打倒在地。在这之后，他开始向一位分析师吐露这些"秘密"。他想成为一名研究者，但暴力席卷了他的国家，一些最好的朋友被杀害、疯掉或自杀了。他逃往法国，但一段时间后精神崩溃了。

直到那个时候他才体验到恐惧——在崩溃前几乎毫无感觉。这种恐惧表现为一种持续的濒死感，伴有强烈的自杀冲动。所有的边界都损毁了——现在是过去，这里是那里，里面是外面，没有希望，没有自我，也没有其他一切。按一位法国精神分析学家巴罗伊斯对创伤的观点（Barrois，1990），他无法摆脱那些纠缠的鬼魂："地狱的礼物和满是礼物的地狱"。

主动寻找精神分析的帮助，意味着他获救了。他曾试过与巴黎数十位精神分析学派著名分析师工作，直到耗尽资产，失去工作，不得不靠社会救济维持生活。当最后一位精神分析师让他服用大剂量药物时，他感到自己被背叛了——尽管他自己也认为药物令他变得快乐，但还是觉得自己被洗脑了。当第一次出现在治疗室时，药物性木僵令他步履蹒跚。他告诉我，自己整天睡在摆满一堆乱糟糟的报纸和书的床上。当时，我正为了研讨会一遍又一遍地阅读塞万提斯（Cervantes）的小说，他的形容让我想到了小说主角堂吉诃德的图书馆。

＊　　＊　　＊

这个病人确实有点像堂吉诃德，他意识到自己在许多社交场合下都像个傻瓜一样，并在后来怪罪于药物治疗。就目前的情况看来，他连自己的年龄都记不清——知道自己大约40岁，但觉得还是个年轻人。他没有隐私的概念，会将自己的生活状态告诉每一个人。同时，他觉得自己有时候会机械化、麻木、轻率、欣快、像小丑一样，还感到恐惧。

他是"堂吉诃德"吗？那次研讨会之后，我觉得自己被召唤着要忠诚于治疗工作，而不是维护自己的声誉。按照堂吉诃德那毫不妥协的座右铭，人们必须首先捍卫受虐待儿童的利益——就像这位病人，其次捍卫寡妇和年轻女仆的利益。他以一种既理想化又很清醒的调子说："谁的童贞像其母亲一样完好？"

那么，我是"堂吉诃德"吗？特别是当今精神分析被认为是理想的"情人"——这个情人有一个世纪那么老了，已经不时尚了，过了"更年期"了。塞万提斯可能想把一群满脸胡须的、正在表演百老汇音乐剧的"骑士"写进他的第二本书中（Cervantes，1615）：紧随开篇而来的十章，讲述了一个类似精神分析的治疗时段，发生在堂吉诃德和一个虐待女儿的强迫且挑剔的母亲之间（Cervantes，1615）。堂吉诃德暂时地把这个女儿从堕落的、虐待狂一般的照顾者——公爵和公爵夫人——手中拯救了出来（de Sade，1797）。看起来，堂吉诃德愚蠢的行为旨在对抗一种专制的话语和社会结构，即在由社会秩序的掌控者编造的虚拟场景中，真实的个体被无意识地操纵，成为多余的傀儡。

我也是如此，现在轮到我为延续世纪之久的精神分析辩护了。起初，我们谈论创伤时——即使是弗洛伊德——认为精神分析是一份令人绝望的、饱受质疑的工作。在这次研讨会上，我也在和风车（象征敌人）作战，尤其在一个新潮、快速的治疗方法和巴黎理论受欢迎的地区。当接到病人电话时，我觉得自己很可笑，几乎想要放弃这份堂吉诃德式的工作。但多亏这一次冲击，让我有了一个发现——我为什么要做这项工作。我意识到，像堂吉诃德的既不是病人也不是我，而是我们的移情。

众所周知，《堂吉诃德》（*Don Quixote*）是仅次于《圣经》（*Bible*）排名第二的畅销书。我认为这本书首次且最好地诠释一种精神病性移情（psychotic transference），它讲述了幸存者和其后代在遭遇灾难性打击后恢复健康的动态过程。它是疗愈创伤最好的抗抑郁药，也是教授创伤知识的最佳手册。它的首要效用是娱乐大众，触发无意识——不是与梦的意义和弗洛伊德式口误联系在一起的、被压抑的无意识，而是被切断的无意识，那些被切断的无意识会处于一个神秘的、尚未被表达的状态。每次摔倒后，桑丘·潘沙都敦促他的主人接受谈话治疗——否则我们只会剩下"那些在肚子里的腐烂恶臭的话语"，无法被言语，因而一直保持沉默。

这种沉默在见诸行动中爆发了，也呈现在举世闻名的篇章中：英雄和他的侍从从泥土、粪便和呕吐物中恢复过来，他们的牙齿断了，四肢青肿，但彼此滔滔不绝地交谈着。心理动力疗法在这本书中占据相当大的部分，其中包含了体验令人绝望的无力感，以及语言和笑声的赋能。英雄可能被误诊为抑郁障碍或双相障碍，徘徊在悲伤和兴奋两端。但是事实上，英雄也释放出一种令人惊叹的治愈能量，这种能量是百分之百有效的。

堂吉诃德称他所做的"工作"和"科学"为一种与塞万提斯所说的"荣誉"相斗争的科学，"荣誉"对"对穷人来说很熟悉，但对富人来说却很陌生"（Cervantes，1615）。在结尾处，他将自己的笔比作一种武器和工具，可以起死回生。塞万提斯本身也来自"死亡地界"，他是一名参加过土耳其战争的退伍军人，还曾是用于勒索赎金的战俘和囚犯。他坚持着老兵的风范，这在他去世前写的第二本书中尤为明显——他在序言中将自己描述成一个跛脚独臂的贫穷老兵，虽然名声在外，但分无分文——有小偷偷了他的钱。他一直为自己在勒班陀受的伤骄傲，觉得自己"在17世纪最辉煌的海战中获得了勋章"。

为两次创伤中未能言说的伤害和无法歌颂的战斗题词

　　我的病人也是一位退役军人。在我们第一次见面时，我知道他曾是一个童子军——同在哥伦比亚、塞拉利昂和斯里兰卡被剥削和虐待的童子军一样。事实上，他第一次幽灵般地出现在我的治疗室时，就像一个老气横秋的古怪孩子。作为一名年轻的老兵，他曾参加过祖先发起的战争，与暴君作对，但最近二者却结盟了。他告诉了我不能和别人说的感想：世界被空话统治，堕落又腐朽。他觉得自己对此有非常清楚的意识，但其他人（甚至是我）会觉得难以置信。

　　一年后，他决定彻底停止药物治疗。他好转了些，但并没有持续太久。整个情况越来越糟，然后越来越好，又越来越糟，最终回到起点，似乎根本没有任何进展。当我去度假时，最糟糕的事情发生了，他的治疗过程追随着如堂吉诃德的冒险之旅一般的混乱节奏。读者们非常喜欢这种感觉，觉得能促使被禁锢的语言和思想疆域一点点地开放——在这个灾难性的世界，象征性的秩序已经崩溃，只剩无尽沉默，唯有物质主义盛行。塞万提斯描述的"那个世纪灾难性的反常"在每个世纪都是真实的，包括我们这个世纪——人们比以往任何时候都需要堂吉诃德。

　　与我的病人失败（并击败我）的节奏一样，堂吉诃德经常失败、几近死亡，但又在妄想的动荡中再次"崛起"。这种动力正是精神分析治疗创伤和精神病的过程中灾难性的节奏，也是心理疗法的节拍。"在路上"堂吉诃德唱着，"继续在路上"。正如我们的路——脆弱的、不稳定的结构倒塌了，一种新的能量又使其复原。这种能量的来源是什么？这就是我要探索的问题。

　　我们可以很清楚地看到，小说中主人公受到的连续不断的妄想性攻击，是由微小的细节，如灰尘、光、闪烁、声音和巧合等触发的一系列创伤——就好像我去距离病人祖国很近的国家举行研讨会。这一明显的意外事件，引发了他对安全空间的攻击，认为我的演讲纯粹是为了宣传，或者至少是一种粉饰事实的营销。

在这一点上，就像小说读者一样，激活的创伤迫使我承认并接受，和平时期表面的安逸下仍进行着战争。我们通常倾向于认为自己是仁慈和友善的，但实际上当创伤进入治疗阶段时，情况就不那么美好了：泥浆、鲜血、暴力、睡眠不足、饥饿、恶臭、粪便、呕吐物，羞耻和绝对的孤独等成了常态。在小说和治疗中，这些变化无常的意外——我到他祖国附近——似乎毫无意义，但其实若对创伤进行真正的精神分析，这些意外会在不知不觉中帮助我们拓宽研究领域。

信不信由你，在第一部书（Cervantes，1605）最后四分之一的内容中，堂吉诃德成了一位精神分析师，他让病人躺在躺椅（草地）上自由联想。病人接受了他的要求，条件是不能打断自己的叙述。当然，堂吉诃德——就像任何堂吉诃德式健谈的治疗师一样——很难遵守这个诺言，总是忍不住打断病人，争执也随之而来。但最终，我们的英雄给我们上了一课——坚韧至关重要，尽管有很多诱惑，"精神分析"还是成功了，病人被治愈了。我们发现，书中的创伤性精神病来自对"高贵的"等级制度的背叛，病人最好的朋友、效忠的领主抢走了他的女朋友。这也是发生在阿喀琉斯（Achilles，古希腊神话人物）身上的事，指挥官阿伽门农（Agamemnon）在特洛伊战争中俘虏了布里塞伊斯（Briseis），阿喀琉斯因此暴跳如雷（Shay，1995）。

所以，《堂吉诃德》从多个维度为我们提供一种精神动力学的分析范式，包括治疗在很长一段时间都不起效所带来的声誉。从对巨型风车的攻击开始，主人翁堂吉诃德的目标逐渐扩大为发起一场"世界大战"——他给一群羊命名首领、部署军队。而我们似乎正在参加一场精神分析的战争，就像在第二次世界大战期间太平洋战区发生的情况一样（Marshall，1944）。

最后，堂吉诃德冲破了"精神世界的极限"，发现自己身处"地狱"——一个磨坊。但在堂吉诃德觉得自己进入地狱之时，他其实也借塞万提斯未书写的故事载入了历史。与此同时，在证明能治愈精神病人之后，堂吉诃德的父亲塞万提斯（他在第一本书的序言中如此称呼自己）对未被歌颂的战斗的铭刻可能也随之开始。

在米格尔·塞万提斯·德萨韦德拉（Miguel Cervantes de Saavedra）20岁时，欧洲联军于意大利和土耳其发生了战争。他自愿加入西班牙军队，在勒班陀（Lepante）战役中因胸部受伤导致左手无法正常使用。25岁时，他获得了精英战士称号，在返回西班牙的途中被海盗劫持到阿尔及利亚当了5年的奴隶。每年他都试图逃跑，每天都要面对酷刑和死亡威胁，他一共逃跑了5次，但每次都奇迹般地躲过了死刑——据说这是因为他的赎金非常高。最终，他被赎了回去，父母多年来也一直在为救他奔波。他在回到西班牙时，是一个贫穷的、不称职的老兵，但33岁时，他当上了税吏，还写过田园诗和戏剧。

50岁时，塞万提斯的第二次创伤发生了，克劳德·巴罗伊斯（Claude Barrois）和乔纳森·谢伊（Jonathan Shay）准确地记载了整个情况。塞万提斯当时在为一名贵族收税，他拼命存钱，但依然逃不过破产的命运——因为再一次被自己的指挥官背叛。这件事激活了他的创伤，还因此被关进了监狱。在监狱里，在乞丐、妓女和骗子的围绕下，他"生下了那古怪的孩子"——堂吉诃德。在挚爱的兄弟（航海和服刑期间一直陪伴他左右）去世后，他写下了这部小说。58岁时，《堂吉诃德》第一部出版，风靡欧洲各地，甚至被征服者带往新大陆。

接着，另一次"背叛"发生了，一个骗子伪造了后续的冒险故事，想借这本书的畅销谋利。骗子大发横财，而塞万提斯仍然一贫如洗。塞万提斯决定续写这个故事，让他的英雄（堂吉诃德）死去，这样就不会再有"垃圾"玷污他的作品了。《堂吉诃德》第二部又是一部杰作，那时塞万提斯68岁，主角堂吉诃德在留下了美好的遗言后去世了——他被完全治愈了。塞万提斯于一年后去世，莎士比亚也在同年离世。

创伤后应激障碍：创伤之子，堂吉诃德

"堂吉诃德式"这一说法强调创伤和精神病之间的联系，这涉及两种灾难关系：一是在生命存亡受到威胁时的灾难，二是涉及信任时的象征性灾难。在两者之间存在一个死亡区域，在这个区域内人们被当作物品而不是有生命的个体对待。塞万提斯在这个区域内给了他那古怪的主角两次连续的使命。

第一个使命处理塞万提斯的父亲、祖先和他自己的污点。塞万提斯称堂吉诃德为"de la Mancha"，这被认为是一个拉康式的字谜（a Lacanian pun）。"Mancha"在西班牙语中的意思是"污点"，同法语单词"manchot"一样，它听起来像"one-handed（只有一只手的）"。一些作者指出这一污点可能与塞万提斯拥有犹太祖先有关。此处我将只讨论为塞万提斯写传的法国作家卡纳瓦乔（1986）和塞万提斯自己的断言，即"Mancha"是战争创伤留下的污点。塞万提斯把家丑外扬，写成了一部史诗。我的病人也重现了他父亲的极权世界——他年轻时第一次伤及生命的创伤和第二次象征性崩溃之间有长达20年的间隔，之后这次崩溃是因父母及他所谓的分析师的背叛造成的。

第二个使命是让塞万提斯摆脱暴君的操纵。在这两本书中，塞万提斯不断地宣扬建立在言语和忠诚基础上的古典象征秩序。在第二部中，创伤被疗愈了，表演也结束了。英雄致力于建设言论和思想自由，尽管那个世纪充满了灾难，流行病、宗教斗争、种族灭绝、绑架及虐待依旧时刻占据头条。

堂吉诃德——创伤和精神病案例中移情的代名词

人们很可能会反对这个观点，觉得堂吉诃德毕竟是一个虚构的人物，怎能把他应用到病人身上？但我的病人清晰地表达了自己在一个"虚构的世界"里游荡，是"多余的"，在寻找一个可靠的人。我该如何给他提供这种脆

弱的可靠性？不能仅仅只说："我在倾听你，你可以信任我"，我必须给他一些好的、象征性的东西。同样，堂吉诃德挑战遇到的每个人，是为了检验他们的可靠性；他那灾难性冒险是一直在找寻值得信赖的人的历程。我们不需要了解为什么他如此愚蠢，而是要思考他这样做的目的。语言和欲望的主体诞生，来自被强烈否认的体验——比如当他被剥夺了作为一个愚人的资格时。

堂吉诃德最吸引人的地方，在于他即使身处困境，也从不让自己被怜悯和伤害。他的职责是从存在中赋予被消灭的世界和主体以存在性。他是如何做到的呢——通过阐明精神分析师所热衷的、看似微小且荒谬的细节的意义，这在研讨会上非常不受欢迎。例如，理发师的铜盆被堂吉诃德看作头盔，这看起来愚蠢可笑，但是对堂吉诃德来说，它是父亲的象征——塞万提斯的父亲是一个患有听力障碍的理发师，曾因债务入狱。爷爷胡安，一个著名律师，也曾被囚禁并与儿子关在同一所监狱，塞万提斯自己也在这座监狱服刑。

这种堂吉诃德式的移情——强调被贬低的事物的积极面，让我们看到了创伤的代际传递。我的病人也是一位受到羞辱的犹太祖父的孙子，他的祖父被遗忘在一个偏远的省份，据说已经死了。如果有一天这位失散的祖父突然出现，他的孙子可能把他看作活死人——虽然活着，却如同死去。作为一个被抛弃的犹太人，一个曾经的"领主"，他并不是人类进步的合适人选。

我将提及另一个细节以补充。研讨会上给我打电话的那位病人长期以来一直有自杀倾向，在那件事过去很久之后，一天晚上我梦见自己对他大喊："请便。你自杀吧！这样我们就可以换个话题了！"之后我就忘记了这个梦。下一次治疗时——就像往常一样——他又想自杀了，我又做了同样的梦。我和他分享了这些无意识信息，并向他致歉——"不是我说的，是我的梦。"

令我惊讶的是，他开心地笑了起来，感谢我照顾那个"掉进"梦里的"主体（subject）"。他对此的解释是，一方面，我杀死了他父母所珍视的、活着的死神——父母认为自己是不朽的；另一方面，我在梦中放弃了被他们的物质主义意识形态所抛弃的"主体"。可以说，我的梦用一句意味深长的话语对"主体"提出了要求，该"主体"本来是被物质和客观法则所放逐的。梦中我用"你"来称呼他，而在他和分析师的冲突中，稍许主体性就可生长为一个"你 (thou)"。我的梦呼应了他童年时期残酷的禁令，当时为了家族的集体利益他的个人主体性被扼杀。与此同时，它从梦中他者的位置，见证了这一历史性的灵魂性谋杀，也获得了对自己的授权，即费尔曼和劳布所说的"内部目击者 (a witness from inside)"。

他还补充道："顺便一说，拉康对这个问题的看法一点也不准确。我讨厌他的门徒们的顺从，也讨厌法语里'思想大师'这样的表达。"这似乎暗示着奴性思想。从那时起，他确实好转了，慢慢地重新开始了学习研究。他某天还在一个研讨会上宣读了一篇论文，介绍了在他的母语中代词"thou"的用法——10年前他经常参加这个研讨会。现在，他在自己的领域认真工作，并乐在其中。

他送给了我一份很棒的礼物。那年我离开之前，他给我带来一份剪报，是一份用法语出版的，由著名艺术史学家阿比·沃伯格 (Aby Warburg)1923年举办的会议的纪要 (Warburg, 2003)。这次会议是在"生死关头"举行的——和我的病人那次的情况一样，阿比·沃伯格精神几乎完全失常了。阿比在私立医院里待了三年，创造了艺术史上的贡献。第一次世界大战期间，阿比患上了妄想症 (Chernow, 1993)。住院期间，他每天早晨都大喊要消灭犹太人，认为院长宾斯旺是罪魁祸首，会给病人吃人肉。他尖叫着想要逃出地狱，想方设法让精神分析师相信他说的话。

但事实上，阿比每天下午都能冷静下来，和宾斯旺一起坐着喝茶。宾斯旺非常欣赏阿比的聪明才智和工作成果，以至于产生了一个聪明且富有挑战性的想法：阿比能为其他的病人举行一个研讨会吗？这些病人包括尼金斯基 (Nijinski)、女权主义者伯莎·帕彭海姆 (Bertha Pappenheim，即弗洛伊德的病人安娜·O）和作家约瑟夫·罗斯（Joseph Roth），如果阿比能够继续他的研究工作，为病人做报告以展示能力，他就可以离开医院。

这项挑战带来了杰出的成果，阿比·沃伯格就霍皮人和土著的文化仪式等做了一个小时的报告。1896年，他到新墨西哥州访问，报告主题是跨文化和跨学科研究，诸如将传统仪式运用于治疗，将其与古老的艺术及作为创伤治疗过程的文艺复兴联系起来，这是一个大胆的尝试。同时，这次会议不仅是对创伤治愈过程的研究，也是他自己的疗愈过程。宾斯旺说话算话，同意让阿比出院。阿比开始为一个著名图书馆工作，他将其称为"摩涅莫辛涅（Mnemosyne，希腊神话里司记忆、语言、文字的女神）"，即现在位于伦敦的瓦尔堡研究所。20世纪30年代阿比去世后，他的藏书被偷运到瓦尔堡研究所，以免遭到纳粹烧毁。这位病人给我了一个机会，去接近这位先知般杰出的研究者，根据卡鲁斯（1995）的说法，"他以幸存者的身份面对另一种文化的幸存者，从创伤本身出发，创造了一个完整的研究领域，呈现了创伤文化之间的联系。"

共同进入一段无言的历史

但在病人重新开始中断多年的研究后，是什么动力让我在梦中攻击他？为了理解这一点，我们必须回到国外演讲之前的堂吉诃德式冲突。这种冲突很可能是我在梦中尖叫的根源。1998年7月，降落在巴黎时我明白了这一点。在这里，"堂吉诃德式"描述的是创伤的传递——不仅存在于代际，还存在于病人和分析师之间。

在我到达巴黎的第二天，香榭丽舍大街上挤满了人。人们挥舞着小小的国旗欢呼胜利，而自1945年巴黎解放以来，再也没见过人们挥舞小国旗——我们赢得了世界杯足球赛冠军！虽然我个人对足球不是很感兴趣，但匆忙下我迫于某种专横的必要性，给病人打电话取消了我们的治疗预约。我和他约了第二天见面，然后冲到人群中一起庆祝。实际上，我对此的兴趣并没有想象中的那么大，对那些"该死的旗子"也没什么兴趣。第二天我们见面时，病人告诉我他热爱足球，也很高兴看到我也是球迷。我觉得必须澄清这一点，就像桑丘试图通过将达辛尼亚还原为一个放荡的、满头大汗的、闻起来有大蒜味的农家女孩，来打破堂吉诃德的幻想一样。所以，多亏他的误解，我解释了自己做的一切——这一刻成为分析治疗过程的转折点。

我的回答只能部分解释他"你为什么要做这份看不到希望的工作"的问题。1945年时我两岁大，阿尔卑斯山谷的房屋窗户前飘扬着国旗，但这些旗帜必须被迅速撤下来。虽然国家正在走向和平，但山区没有。停火之后，在通往意大利的隘口处，未解除武装的法国部队和已经没什么可失去的德国军队又发生了激烈的交战。对平民来说，危险无处不在，停火后还发生了暴行。但奇怪的是，这段历史后来从官方记录中消失了。在解放中，每个人都非常关心积极面，忽略消极面，因此这段历史通常不为萨沃伊省外地区的人所知。

通过和病人讨论这段被遗失的历史，我意识到我所拥有的这样的经历——正如维特根斯坦所说——让我和他一样，像个蹒跚学步的孩子，以"一种残忍且粗暴的方式"参与创伤。也许这也是背后的动力起源：我在梦中的尖叫，以及把移情与他混乱的历史联系在一起。我们似乎需要很长一段时间才能触及这些被删去的时光。

结论

然而，我们也需要一些精准的工具来描述。我认为作为一个多元主体，堂吉诃德式的移情借助本和故事将4个部分关联起来，即堂吉诃德、桑丘、罗辛纳特及驴，还有达辛尼亚。现在我将描述其在处理创伤中的特性：

（1）桑丘是堂吉诃德的替身。除了著名的冒险情节外，小说的大部分内容都被桑丘的谈话所占据，他是严格的希腊语词源学意义上的"治疗师"。纳吉（Nagy，1979）告诉我们，在荷马史诗中，"**Therapon**"这个词意味着"战斗中的第二个人"，即照顾士兵身体和心灵的人（也负责葬礼的工作）。桑丘（主要）用食物及语言来滋养他的主人，通常，我们会关心那些病人带来的"未埋葬的死者"。有时，他们会照顾我们的"灵魂"。因此更好的说法是，我们和病人互为彼此的堂吉诃德和桑丘，互相给对方讲故事。但这还并不完全是堂吉诃德式的移情。

(2) 对于这个多元主体，我们还需要查阅许多书籍资料。即使分析师保持沉默，他们所读的书和理论都在为之代言。所以，病人花不了多久就知道该如何将弗洛伊德、克莱茵或温尼科特"逼到墙角"，后者写在书中的"冒险经历"对分析师来说十分宝贵，就像亚瑟王的圆桌之于堂吉诃德，都是为了帮助他完成这地狱般的工作。顺便说一句，在西班牙语里，"堂吉诃德"的意思是缓慢的、持续不断的。

(3) 因此，为了继续治疗下去，我们首先需要一个"发动机"和一些"燃料"。虽然治疗节奏并不快，时而闲荡，时而一路小跑，时而跌跌撞撞。我们需要罗辛纳特和桑丘的驴，它们彼此相爱，提醒我们不管诠释是必要的还是徒劳的，也不管分析师和病人是否愿意，移情的过程有赖于温和而执着、谦逊而忠诚的"动力"。幸运的是，这种移情动力过程足够慢，这样双方或可以保持步调一致。

(4) 最后，移情的第4个要素是达辛尼亚，她是遥远的思想女神，也是初级过程的女神。在这个初级过程中，父亲所代表的信仰、法律保障及社会联结都崩塌了。这位女性主体（feminine agency）从最古老时起，就作为一种思想基石发挥着作用。她可能是一位母亲，带来了生命和死亡，但远不止这些。这位女性主体并不局限于性别的二元区分。她最终可能是一个男人、一条河流、一朵云、一只动物或一首歌。但大多数情况下，她代表着未婚妻或母亲，她是垂死士兵口袋里的信上永远无法寄到的收件人。也就是说，达辛尼亚是一个空荡荡的表征，她可能是美丽的或丑陋的，母性的或冷漠的，温柔的或残酷的，抽象的或具体的。她是话语的重要对象，是思想产生的条件，是在孤独和绝望的地狱中存活下来的方式——阿比·沃伯格所说的"长存（Nachleben）"。

分析师也以达辛尼亚的名义工作着，这表示我们有时会以达辛尼亚的名义和来访者见面——但不会太久。因为达辛尼亚是双面人，既是思想女神或高贵的爱情女神，又是冷酷、疏远妇人。她会派骑士去执行不可能完成的任务，就像那些大大小小的孩子所肩负的使命一样——治愈祖先的创伤，奔赴祖先们所在的地狱。作为回报，他们永远不会得到能被公之于众的奖励，我们也是如此。我们继续着进展缓慢治疗，在理解与不理解之间努力地走出这个徒劳的轮回。但谁在乎呢？有时，我们会在某次治疗中收到病人认为治疗富有成效的反馈。比如文中的这个病人，当他从生不如死的状态中走出来时，他告诉我，我所说的那些零碎的梦的片段和巧合，比我掌握的所有拉康的理论更有用。这些都是微妙的、堂吉诃德式的事情，为此，我建议将堂吉诃德视作我们的督导师。

参考文献

Arendt, H. (1948). *The Origins of Totalitarianism*. New York: Harcourt, 1951.

Barker, P. (1992). *Regeneration*. New York: Dutton.

Barrois, C. (1990). *Psychanalyse du Guerrier*. Paris: Hachette

Canavaggio, J. (1986). *Cervantès*. Paris: Mazarine.

Caruth, C. (Ed.) (1995). *Trauma: Explorations in Memory*. Baltimore, MD: Johns Hopkins University Press.

Cervantes, M. de (1605). *Don Quixote,* Part I. Madrid: Juan de la Cuesta.

Cervantes, M. de (1615). *Don Quixote,* Part II. Madrid: Juan de la Cuesta.

Chernow, R. (1993). *The Warburgs*. New York: Vintage Books.

de Sade, Marquis (1797). *Justine*. Paris: J. V. Girouard.

Felman, S., & Laub, D. (1992). *Testimony*. New York: Routledge.

Kerouac, J. (1991). *On the Road*. New York: Penguin Classics.

Marshall, S. (1944). *Island Victory*. Washington, DC: Zenger, 1982.

Nagy, G. (1979). *The Best of the Acheans*. Baltimore, MD: Johns Hopkins University Press.

Shay, J. (1995). *Achilles in Viet Nam: Combat Trauma and the Undoing of Character*. New York: Touchstone Books.

Warburg, A. (2003). *Le Rituel du serpent*. Paris: Macula.

第三部分

当代美国

导　言

创伤对美国来说并不陌生。德鲁·吉尔平·福斯特（Drew Gilpin Faust）的书（2008）记录了一个世纪前美国内战的创伤。科茨（Coates）、罗森塔尔（Rosenthal）和谢克特（Schecter）的书《9·11：创伤与人类纽带》（*September 11: Trauma and Human Bonds*，2003）专门研究了"9·11"事件的创伤。彭纳（Penner）和费迪南德（Ferdinand）的《克服卡特里娜飓风》（*Overcoming Katrina*，2009）以最感人、有时也最令人恐怖的口述历史的方式，向我们展示了一场自然灾害如何与种族主义和政治腐败联系在一起，从而造成了整个美国人民的创伤。这本书的结束部分探讨了创伤，及其在当代美国不同社会环境中的传递。

霍华德·斯坦（Howard Stein）运用他在机构中丰富的工作经验——他称之为"灾难人类学（disaster anthropology）"——为我们带来了一部关于创伤传递的佳作，内容不仅包括从父母到孩子的纵向传递，也包括人们相互分享可怕经历带来的横向传递，这一过程是间接的、潜在的，甚至有可能是从下往上传递的。从俄克拉何马城爆炸案，到普通领导层的更迭，再到企业裁员，再到伍斯特大火，借助这些案例，斯坦强调创伤不仅仅关乎最初的可怕经历，也有关在真实社会中这一经历意味着什么。他认为，文化形成了创伤叙事，经济则被用来塑造创伤叙事，这通常会使人们被迫对创伤的起因、影响范围和最终结果保持沉默，这就是普拉科兹·达沃因（Prancoise Davoine）所描述的无意识"切断（cut-out）"。对斯坦来说，最重要的是个体被剥夺了悲伤的权利、否认了治愈的过程，这将导致持续的痛苦，用各种形式将创伤传递给他人，让创伤再次"重演"。

凯文·凯利的那一章也对创伤传递做出了富有启发性的分析。他将自己的理解融入对这个群体文化的感人描述，包括对这个群体的身份认同——不仅是一群消防员同僚，也是一个有着强大代际联结的群体。他为我们对创伤的理解增加了"暴露于恐惧"的维度，并探索了创伤后应激障碍的三大症状，即失眠、易激惹和回避，还描述了这些症状给消防员周围人群带来的连锁反应。他还提出了一个充满希望的可能，即正是意识到创伤有可能会传递给孩子，才促使消防员寻求帮助。因此，凯利温暖人心的章节以一种颇有韵味的方式总结了几代人跌宕起伏的情绪生活，邀请我们不仅将创伤受害者家庭视为潜在的受害者，还视为疗愈的资源。

本书的最后一章篇幅短小，主要是为了呼应全书主题，借用了简·方达的自传讲述一个悲惨的家庭故事——一个展开于对好莱坞的野心、幻想和极度失望中的故事，这个故事也在其他地方（如精神病医院）上演。方达以一种不可思议的方式报告了创伤传递的细节，用动人心弦的文字描绘了一个努力从母亲的创伤中挣脱出来的女儿——从了解母亲的创伤开始。方达对自己心灵的工作既明显又深刻，她的贡献不仅是提供用于研究的叙事文本，还创立了慈善机构——尽管在那时她还不知道自己为什么要做这些。

参考文献

Coates, S., Rosenthal, J., & Schecter, D. (Eds.) (2003). *September 11: Trauma and Human Bonds*. Hillsdale, NJ: Analytic Press.

Faust, D. G. (2008). *This Republic of Suffering*. New York: Knopf.

Fonda, J. (2005). *My Life So Far*. New York: Random House.

Penner, D., & Ferdinand, K. (2009). *Overcoming Katrina*. New York: Palgrave Macmillan.

Shay, J. (1995). *Achilles in Viet Nam: Combat Trauma and the Undoing of Character*. New York: Touchstone Books.

第十章

创伤传递的马赛克拼图

霍华德·斯坦

引言

本章研究的是几乎在任何方向上都可能发生的创伤传递。诸多的片段像马赛克或蒙太奇一般积累在一起，证明这种可怕的情况是会发生的。目前的研究集中在创伤的代际传递，尤其是在家庭中从父辈传递给子辈。上一代人无法容纳、哀悼和修通的部分，在很大程度上会无意识地以情感、使命和任务的方式传递给下一代。这种传递是"寄存表征（deposited representation）"（Volkan，Ast，& Greer，2002）和认同混合作用的结果，而压抑和解离的结果就是"重演"。对这一过程最典型的研究是沃尔坎的《血统》（*Bloodlines*，1997）；沃尔坎、阿斯特（Ast）和格里尔（Greer）合著的《潜意识中的第三帝国》（*The Third Reich in the Unconscious*，2002）；布伦纳的著作《创伤的解离》（*Dissociation of Trauma*，2001）与论文《种族灭绝的迫害与抵制》（On genocidal persecution and resistance，2005）；还有艾普瑞关于非裔美国人创伤代际传递的系列论文《非裔美国人的经历：被迫移民与代际创伤》（The African-American experience: forced immigration and transgenerational trauma,

1993)、《断裂、公共记忆、缺席的记忆：与种族主义妥协的犹太裔和非裔美国人》（Broken lines, public memory, absent memory: Jewish and African Americans coming to terms with racism, 1996）、《非裔美国人社区中代际仇恨的自我重塑》（Reinventing the self in the face of received transgenerational hatred in the African American Community, 1998）和《从仇恨的起源到道德伦理观》（From the horizon of evil to an ethic of responsibility, 2000），以及卡茨（Katz）一篇关于战争造成创伤代际传递的感人肺腑的文章（2003）。

本章我将拓宽创伤传递的范围，并以马赛克般拼凑的方式来说明创伤既可以纵向地"垂直传递"（包括在组织机构中非代际传递），也可以横向地"水平传递"。我将以如下事件为例：1995年4月19日的俄克拉何马城爆炸案；1999年5月3日俄克拉何马中部龙卷风事件；1999年12月3日马萨诸塞州伍斯特市火灾（6名消防员丧生）；2001年9月11日对美国的恐怖袭击；以及自20世纪80年代中期以来美国企业一直存在的裁员、破产、重组、再造、去技术化、外包、合并和恶意收购等无情的浪潮。我的数据大多是源于"外围的视野（peripheral vision）"，而不是特意的观察或是有计划的研究。作为精神分析人类学家、组织人类学家、组织顾问、临床行为科学家和家庭医学教师，我通过自身的各种社会身份了解创伤的传递。

我以亲身经历的方式来实践所谓的"灾难人类学"，即与灾难共处并和他人一起经历灾难。作为一名观察者、顾问和辅导员，我还没有奢侈到能够在病人或当事人或团体世界"之外"去生活和工作，就像历史上精神分析师与治疗师们通常做的那样。然而，越来越多的情况是，援助者与被援助者在处理大的群体创伤时共享相同的文化和事件，这对观察者和治疗师的"自律主观性（disciplined subjectivity）"（Erikson, 1964）构成了新的挑战。

在接下来的部分，我将探讨被剥夺的悲伤与创伤传递、权力更替中的创伤传递、横向创伤传递（及其预防）、识别某人自身的创伤传递、"纵向"和"横向"并存的创伤传递，以及纵向创伤"逆向"传递的可能性（即从年轻一辈传递给上一辈，不论是在代际还是在多代的群体内）。

被剥夺的悲伤与创伤传递

在这一节中，我将讨论未被承认（unacknowledged）和无法承认的（unacknowledgeable）悲伤在创伤传递中的作用。在所有灾难、浩劫的记录中，都有人员、时间，以及行程的分类。某些特定身份的人为大众所知，并得到了公众的认可；而其他一些不被公众所承认，被轻视、被忽略。有一些人在法庭上公开露面，而另一些则需要隐姓埋名。有些英雄主义行为、遭受的痛苦或者甚至记忆，是被贬低的（Doka，1989；Javors，2000）。

哪些人是重要的？哪些人会被视为无关紧要？哪些人会被记住？哪些人又会被遗忘？哪些人是，或者能够成为社会标志，甚至是"社会焦点（social cynosure）"——也就是公众非常关注的那一类人？他们付出的代价是什么？在第二次世界大战期间，当蒙哥马利和隆美尔的军队在北非开战时，谁会关心那些被俘虏的贝都因人？在灾难中，哪些人被遗弃和遗忘了，他们又会怎么样？

这些问题至关重要，有助于：①理解那些不能承认，甚至是必须否认的深刻丧失与悲伤；②理解随时间推移，个体意识中的情感黑洞（emotional black hole）所导致的结果。多卡（Doka，1989）提出了"被剥夺的悲伤"这一术语，用来描述那些个体、家庭、组织和整个社会都拒绝给予其合法性的丧失和悲伤——他们拒绝给予时间和空间。类似地，达瓦纳（Davoine）和戈迪埃（Gaudilliere，2004）描述了创伤经历是如何从社会话语中被"切去（cut out）"的。那些有意识地被隔离在现实记忆之外的东西，通常以"重演"（enactment）的形式，像鬼魂一样返回来。那些不能承认自己悲伤的人发现，这种丧失已经"缠上"了他们。

灾难或者浩劫是一个现实外的事件，灾难也是一种用来重新创造现实的语言。从外部视角来看，有些灾难是短暂的、剧烈的，而另一些是长期的、慢性的。随着时间的推移，一场灾难可能成为"劫持"某个事件的语言。灾难表征着一个或一组故事——有关某场事件及事件发生之后不断演变的情况的故事。灾难也是一种关于事件的故事线（storyline），发生在事件之前。这个故事线包括人物、情节、顺序、结构、什么时候应该展开，以及什么是"正确"的结局。一条故事线或"叙事"是我们用来描述故事以及其中的事件应如何发展的形式。有些故事与一场"完美的火灾"或者一场"精彩的爆炸事件"如何展开，以及英雄人物、医疗者和公众如何反应有关。通常，这种故事线是"义务性"的，即无论是从外部还是内部来说都是被强加的。

我们有很多英雄主义的公共叙事，也有一些私人的、私密的叙事——通常与那些被反复转述的故事不一样。痛苦有很多种：可言说的（speakable）、未被言说的（unspoken）和不可言说的（unspeakable）。有很多人被遗弃了，很多故事只讲了一部分（哪怕带有偏见），还有很多故事无法被讨论。当我们——作为专业人士、非专业人士和普通市民——阅读和撰写灾难故事时，比起忠实于试图理解的现象和想要帮助的人，往往更忠实于方法论和"事情应该是这样"的信念（这也是某些人和某些群体的观点）（Ritzer，2000）。我们甚至会预期灾难本身应该如何发展：例如一场"好的"火灾和一场"坏的"火灾应该是怎样的。让我们恐惧部分是当"完美的火灾"变坏的时候。

个体、组织（消防与警察部门、医院）以及整个社区经常为自己对灾难的反应自豪。社区自豪感可以建立在对灾难发生地的一种简单、基本、良好的感受——又叫地方感（sense of place），也可以是一种无法消除的缺陷感和羞耻感，一种永远无法抹去的不吉祥的感觉。人们心中总会隐藏着一种愧疚感与罪恶感——灾难真的发生了，而且还发生在这个地方，这似乎在说"我们本应该采取不同的、更好的做法，以防止灾难发生"。有一些人会直接或间接地询问，为什么1995年的爆炸会发生在"圣经地带（Bible Belt）"*，而且还是由一个居然未被辨识出来的"外国人"所为。

　　一场灾难以及人们对它的反应，可能会在一段时间内让人觉得是一种救赎，仿佛这场灾难突然让某个地方"回到地图上（back on the map）"并被他人视为福地——而不是原本那个落后或匮乏的地方。爆炸案发生后，俄克拉何马人对同胞的慷慨暂时改善了其在美国其他地区的形象。灾难可以成为重新定义个体和社区的地方感的一部分。反过来说，事情发生的地方是"发生"的一部分，属于事件本身的范畴，地方感也是属于"地方"的一部分。

　　对创伤发生之地的地方感可以有积极的一面，也可以有消极的一面。例如，在俄克拉何马城爆炸案发生后不久，凶手托诺西·麦克维（Tunothy McVeigh）就被捕了。当新闻媒体曝光一些关于他的信息时，一个学医的同事告诉我，她非常感激麦克维是纽约人而不是俄克拉何马州本地人。即使他不是人们预期或刻板印象中的中东恐怖分子，但至少他不来自俄克拉何马州，而是来自北方的一个州，这让人们可以大喊"滚回东部！"。如此一来，"仁慈（goodness）"被保留在"圣经地带"的内部，而"邪恶（badness）"则被驱逐到外部地区。爆炸事件发生在俄克拉何马州已经很糟糕了，如果恐怖分子也来自俄克拉何马州内部，那简直让人无法忍受。俄克拉何马城爆炸这一创伤事件留下的部分"遗产"，恢复了人们对这个城市和州府的良好感受和自豪感。

　　在创伤中，时间不单单以某种稳定的方式"流逝（flow）"，而是不时地被打断。也就是说，人们会有一种感觉，"估算"悲伤应该持续多长时间，而且会有一种描述其结论的语言。1995年7月4日，俄克拉何马州州长下令结束半旗默哀，并宣布4月19日俄克拉何马城爆炸事件现在"结束"并"愈

---

* 圣经地带（*Bible belt*）位于美国，是美国基督教福音派在社会文化中占主导地位的地区。——译者注

痓"。除了官方的声明，生活在草原地区的欧裔美国人普遍的文化，也决定了多长时间的悲伤是合适的。如果某人的房屋或谷仓被烧毁，或者打谷机在小麦收割季节发生故障，邻居与社区人员往往会被迅速召集起来，"让人们重新振作起来"。邻居自愿加入，积极主动地帮助受创伤者迅速收割剩下的小麦，重建被损坏的物品。完成这些工作后，人们会认为这件事情结束了，"你得继续前行""过你的生活"。一般来说，社区互动的目的是为了恢复个人与家庭的自治（autonomy）。留给受创伤者的恢复时间非常短——几天、几周、最多几个月，不容悲伤逗留。这种对时间的普遍文化态度深刻影响了人们对俄克拉何马城爆炸事件的反应，迫使那些仍受创伤、沉浸在悲痛中的人们保持沉默和孤立。

这就是"被剥夺的悲伤"：那些被认为应该结束的悲伤并未结束，那些官方称"并未受到爆炸事故直接影响"（或者一些其他创伤）的人群在情感上，甚至是身体上，仍然深受影响。他们的生活和人际关系上都被期望恢复正常——文化在帮助人们治愈创伤的同时也带来了危害。爆炸事件发生5年后，我受邀在一个关于组织文化和组织变革的课程上做客座演讲。我谈到据我了解，在"平凡的俄克拉何马人"中普遍存在着创伤感、脆弱感以及丧失感，还有那些爆炸期间邻近办公大楼里的人们的感受。同样，我也阐释了当地的文化价值与规范，这些文化使很多人及他们的体验无法得到承认和重视。

课程结束后，一个男人噙着泪水向我走来，向我讲述了爆炸发生时他的妻子的故事。他妻子是急诊护士，爆炸发生伊始就抵达现场进行医疗援助。到达现场后，他妻子目睹了许多残肢断臂，但她承担起了职责，做了该做的工作，把很多伤员（最终死亡60人）送往她所在的医院。在接下来的几个月，随着医院回归"正常"（或官方所谓的"新常态"），她发现自己被排除在医院正常的社交关系外，没有人愿意倾听她经历了什么，人们都认为爆炸的影响应该结束了。她独自承受着这些痛苦的感受与记忆，并被它们困住。她的丈夫，即我的学生成了唯一愿意听她倾诉的人。幸运的是，这个案例中，婚姻能够容纳这位护士的创伤。但是另外一些案例就没那么幸运了，伴侣中的一方无法忍受另一方反复诉说他们的创伤。这就是"被剥夺的悲伤"，是一个无法讲述的故事，因为没有人能忍受聆听故事所需要的共情（empathy）带来的耗竭。这个案例生动地说明了创伤的传递过程。

这样的案例并不是个例。尽管我没有"大规模样本"来证实它们的存在，但类似故事我已经听过很多次了。这些故事各有不同，但存在一个共性，即无法辨认的悲伤和无法被听见的创伤，它们以某种特定的模式像"报点时钟"一样将自己展现出来。每年 4 月 19 日前一个月左右，都会有警察、消防员或救护车驾驶员前往诊所。他们抱怨身体不适，却找不到任何器质性的原因。这类人通常"不愿意去看病，因为认为只有弱者才去看病"，但在那个时候最终还是去了医院。在回顾病人的躯体病史后，敏锐的医生会问自己"为什么他现在前来"，并询问病人是否在这个时间点经历过特别"应激"的事情。甚至，医生可能会更具体地问病人是否曾卷入 1995 年 4 月 19 日爆炸事件中。这个问题刚一问完，病人心中那道厚厚的堤坝瞬间倒塌，泣不成声。

让我们看看下面这个例子，它是前一个案例的变体。大约在俄克拉何马城爆炸两年半后，我的一位同事——俄克拉何马大学健康科学中心的专科医生——在当地一家针对贫困患者的诊所里带领住院医师进行社区轮流治疗。这位医生与诊所的一位护士常常谈论彼此的工作与经历，两人变得熟络起来。当她问及护士是否在爆炸案发生后立即参与了医疗救助，后者突然哭了起来——相关感情和记忆如喷泉般喷涌而出。这位医生后来告诉我，那个护士倾诉了很多，似乎这是她第一次与别人聊起这些。这两年半里，没有人"汇报"过她的情况，也没有人询问过她经历了什么。在爆炸现场做了一段时间志愿工作后，她回到诊所，每个人都"照惯例"对待她。因为爆炸后她没有第一时间出现在现场，因此被认为在精神上和语言上都不属于"受害者""幸存者"或"英雄"。只有某些特定类别的人才被认为是"遭受创伤"的。其他人一些只是伸出了援手，他们所做的工作被认为是平凡的，而不是非凡的。

没有人认为他们有"次级创伤（secondary traumatization）"的危险，即间接暴露在创伤中。

仅仅因为我的同事表达了对这位护士在爆炸重建工作中的角色的兴趣，就激发了其记忆和情感的释放。我的同事曾是爆炸现场早期救援人员之一，这让她学会了用这种方式去询问。这个场景并不是传统意义上"周年纪念式（anniversary style）"的反应，但有一个关键要素是相似的——当前事件与过去灾难性事件极其相似，为无意识记忆与情感的释放提供了环境刺激源。

诸如此类的例子除了让我想到原初创伤和次级创伤，还想到了第三种形式的创伤。这种创伤是被迫的沉默、孤立与冷漠，个体得表现出好像什么可怕的事情都没有发生过，也没有什么值得伤心。个体被期待"坚强自立"，而不是"表现得像个懦夫（或弱者）"。"克服困难，重新生活（Get over it，and get a life）"这样的话语在文化上是很常见的，被用于劝告那些"太长时间"沉浸在悲伤和伤害中的人。除了将解离作为个体防御方式的这一倾向，群体也会用解离来维持他们对脆弱的否认、隔离和压抑，以此阻挡无法忍受的焦虑与悲伤。我认为我们所面临的挑战，是如何更好地倾听需要帮助的人，而不是倾听理论和技术。我们需要问一问，想一想："设身处地会是什么感受"，而不是把自己从他们的经历中解离出来（从根本上远离），进而将他们抛弃在创伤中。

为避免读者认为共情的缺失仅发生在那些"间接"遭受灾难影响的人身上（比如认同一个创伤的组织，如国家、种族群体、社区，机构或者建筑物），我想强调，即使是那些即刻或"直接"被卷入创伤事件的人，也会引起周围人的不耐烦和不相信。而且，即使这些类别和区别并非不言而喻，如果不是被人们强加，就也属于社会的建构。

让我举一个当地报纸上的例子，这篇文章由杰伊·马克斯（Jay Marks）于2006年4月10日（在爆炸事件11周年纪念日的9天前）发表于《俄克拉何马人》（*The Oklahoman*）报上，报道了美国住房和城市发展部门的11名工作人员拒绝搬到新联邦大厦工作。他们曾经在被炸毁的大厦工作，在轰炸事件后被转移到另一个备用工作大楼。3月23日，他们写了一封"留在备用工作大楼"的申请信，不愿意"搬迁到与恐怖袭击现场相邻的办公室，因为许多同事在那次袭击中丧生了"，视自己为"最后的坚持者"。在爆炸中丧生的168人中，有35人来自美国住房和城市发展部门。

文章接着重点讲述了救助专家特蕾莎·库克（Teresa Cook）的经历，她因为爆炸案当天一直在外工作免于受伤，但并不记得那天自己是否是开车回家的。爆炸发生9天之后，她才发现自己最好的朋友丧生了。她表示"再也无法回到爆炸现场，只要靠近市中心的那个位置，就会出现惊恐与心悸"。医生诊断她患有创伤后应激障碍，如果库克女士不被允许继续在远离联邦大楼的地方工作，那她"可能不得不选择以精神障碍的原因退休"，薪酬也会比现在少很多。"她表示有义务在爆炸发生后继续为该机构工作，为那些死难者发声。"马克斯最后引用库克小姐的话总结道："他们让我觉得，无论做什么对他们来说都毫无价值的。"

在解释层面，我们是否可以说库克女士是"间接"而不是"直接"地遭受了爆炸事件的影响？根据她的经历，我认为，这种区别本身就伤害了许多遭受爆炸创伤的人，因为我们否认了他们的心理现实。库克女士看起来可能在意识层面害怕回到爆炸地点，但在潜意识层面也许会感到内疚。她的经历与世贸中心的一名雇员类似，后者碰巧在2001年9月11日与朋友换班。库克女士的焦虑可能不仅源于"回到（going back）"创伤事发地点，而且还源于要"继续（going on）"生活下去。也就是说，当她的很多朋友和同事都丧生了时，她还能继续活着。无意识层面的幸存者内疚可能有助于解释她的恐惧（例如"他们都死了，我有什么权利活着"）。

她可能都不愿意重返工作岗位（这种情绪可能很多人都有），因为相比起代替他们工作，返回工作岗位这一行为更像是对逝去的朋友和同事的"野蛮埋葬"。与其归类库克女士的行为（直接或间接地被影响或创伤后应激障碍），不如关注她在意识与无意识层面行为的意义和情感，这样可能会将我们引入其创伤体验的核心问题。报纸刊登了库克女士的故事：似乎在某种程度上，她的故事确实具有报道价值，至少能引起一些人的强烈共鸣——这些人的故事往往是"尘封在海底"的。库克女士只是在文化层面被剥夺的悲伤的"冰山一角"。在俄克拉何马城爆炸案不久，我与一位宾夕法尼亚州的精神健康专家一起访问爆炸现场，她工作的位置距离俄克拉何马城有2000千米。她被这次爆炸事件吓坏了，急切地问我："要怎么跟孩子解释？要怎样保护孩子？"说话的语气听起来就像爆炸事件发生在她身上一样。

在讨论俄克拉何马城爆炸事件带来的长期而广泛的阴影时，我希望加上一个脚注。爆炸发生后的10年里，与之相邻的商业区和"布雷克小镇"仓库区经历了大规模的、持续的重建和翻新。这样做的部分原因，是为了回应曾经一度盛行的"俄克拉何马城人无事可做"的观点（及相应的羞耻感）。布雷克小镇新建了一个棒球场，仓库也被改建成了饭店、零售店、旅馆、俱乐部、电影院，城里还有了一条运河——有人说它可以与圣安东尼奥的河滨步道媲美。市中心修建了俄克拉何马城纪念馆、新联邦大厦、考克斯会议中心和福特中心（体育竞技场和会议中心）。所有这一切都是当地人的骄傲，也是丰厚的商业利润来源。

当然，对于俄克拉何马城的复兴也有很多经济与政治方面的解释，但这些解释忽略了爆炸事件背后的情感因素，好比一幅图画中缺失的部分与呈现出来的部分同样重要。在每一处"复兴"的背后，都有着不能言说的现实和对死亡的恐惧。不管城市重建意味着什么，我相信它也是溃烂的伤口上一层厚厚的情感伤疤。就好比既存在官方的叙事，也有如社论主编保罗·哈维（Paul Harvey）所说的"故事的其余部分"。根据上述讨论，我认为尽管修建了国家纪念馆和毗邻的博物馆，但是尚未愈合的创伤和哀悼仍是一个广泛存在的秘密，是一个本不应该溃烂的伤口。如果说城市复兴有什么意义的话，那就是向全世界表明俄克拉何马城是有韧性的，已经恢复了元气，城市"被终结"之后又迎来了重生。尽管如此，充满活力的市中心的复兴也是死亡的近邻，它忽略了背后高昂的社会成本。

我以一个推测来结束这个简短的讨论：从俄克拉何马城爆炸事件中迅速"向前看"的冲动，是否是20世纪30年代那场沙尘暴遗留问题的一部分？作为长期存在的集体创伤的象征，黑色沙尘暴（Depression Dust Bowl）的记忆是否会使俄克拉何马人倾向于对后来的创伤性丧失做出反应，从而对悲痛的进程做出反应？正如我在《俄克拉何马文化》（*The Culture of Oklahoma*，Stein & Hill, 1993）中所讨论的那样，很多俄克拉何马人的自我表达和对俄克拉何马州政府形象的情感呈现两极分化的状态，就像以下作品对俄克拉何马人的描述一样：约翰·斯坦贝克（John Steinbeck）的小说（1939）和随后的电影《愤怒的葡萄》（*The Grapes of Wrath*，1940），以及李察·罗杰斯（Richard Rodgers）和奥斯卡·汉默斯坦二世（Oscar Hammerstein II）的音乐剧《俄克拉何马》（*Oklahoma*，1943）。前者在很大程度上表现的是负面形象，根源于黑色风尘暴带来的生存主义（逃离到加利福尼亚），而后者表达的是对人民、土地和天空的庆祝。

依据我的经验，沙尘暴等灾害既会让人们因幸存下来而骄傲，也会让人们感到羞愧。在20世纪30年代干旱发生后，俄克拉何马州开展了一项庞大的人造湖泊和城市绿化建设工程。同样，很多俄克拉何马人为他们在爆炸中极其慷慨的表现而自豪，还有一些人因爆炸发生在美国中西部的圣经地带感到难堪。我推测，在布雷克和俄克拉何马城中心那一大规模修复和建设项目背后，至少有一部分动机是希望将城市的情绪价值从消极转为积极，为俄克拉何马城的形象和人们的自我形象增光添色。

权力更替中的创伤传递

权力更替（从最广泛的意义上来说是领导权的完整交接）是一个充满创伤传递可能性的领域。不管是通过暴力还是和平的方式，权力会从一任领导者传递给下一任领导者，也包括未完成的其他情感事务，从上一"代"领导班子传递到下一"代"。没有哪个群体能逃脱这样的传递：大到国家、民族和宗教，小到工作组织（如公司、大学、机构）。这种创伤传递方式成了群体"历史重演"的机制，或使群体落入到"重演"的风险中——群体被"卡"在某个时间点，无法改变。

为了说明这一过程的普遍性与隐秘性，我将讲述20世纪90年代后期美国福音派新教教会发生的一个故事，以此来说明在一个普遍存在于教会中的创伤事件结束后，创伤会持续很长时间挥之不去。我曾经为一个"转型中的教会"提供过咨询服务，这也是问题最初的呈现方式——4年前，一度深受爱戴的牧师因被指控猥亵数名儿童而辞职。

曾经是数百人教会之家的正派教会突然陷入丑闻，这些事实成了强烈的羞愧感的源头。很多教友不敢相信："我们的教会为什么会发生这种事情？我们是虔诚的基督教徒，牧师是我们社区的支柱。"羞愧感很快"转入地下"，转变为秘密而紧张的教会活动。很快，一位年轻有活力的牧师被录用，他有很多想法，而且精力充沛。似乎通过这些疯狂的复兴、建筑改造和社会项目，就可以消除屈辱的记忆和被背叛的感受。

尽管新任牧师有很多成功的举措，但这位继任者看起来感情疏离、冷漠，甚至傲慢。在采访现任牧师、教会执事（非神职人员领袖）和一些教友时，我脑海里浮现出一幅短暂哀悼前任牧师、传递创伤给这位新任牧师的画面。在一次教会执事会议上，一些参会者痛苦地抱怨新任牧师是多么冷漠。随后，一个教会执事挖苦说："前任牧师性情温和，糊里糊涂，他这样是办不好事情的!"房间里传来一阵急促又认同的笑声。不时有迹象表明,这个群体已经开始意识到他们把背叛者的形象和记忆投射到新任牧师身上,不知不觉中将对前任牧师的感觉移情到新任牧师身上。他们不再孤立新任牧师,开始怀疑自己曾给新任牧师安的罪名——新任牧师孤立他们。他们开始意识到教友的"距离感"至少有一部分来自"他们"自己的"距离感"。

会议交流变得深入,一些教友开始在两位牧师之间建立联系。有个教友公开说:"我爱琼斯牧师,尽管他做了一些坏事,但是他的离职仍是一个大损失。"另一个教会执事补充说道:"你感觉不到与新任牧师的亲近,是因为你不让自己接近他。"教友们曾经指责新任牧师与教友"断交",现在他们意识到自己也拒绝与新任牧师建立联系。

会议当务之急是澄清新任牧师与教友之间的关系,从前任牧师及关系的缠绕中解脱出来。当教友开始哀悼前任牧师的离去,以及他们对他的忠诚关系时,他们同样开始在情感上将前任牧师与新任牧师分开。他们对新任牧师"缺乏热情"和"人际交往能力存在问题"的批评稍微少了一些,更多地按照新任牧师自己的方式来接受他。教友或许还接受了这样一个事实:他们可能无意识地选择了一位在情感上疏离的领导人,这样他就不会像前任牧师那样再次伤害他们。

总而言之,我认为这个例子深刻地说明了创伤传递如何在普通的组织或机构领导层中发生。当然,所谓的"世代"显然是象征性的,这种传递仍然只是"纵向"传递的一种,即从这一届组织到下一届组织。

"横向"创伤传递(及预防)

创伤除了可以"纵向"传递外,还可以"横向"传递给经历创伤事件的同一群体成员。事实上,这对于曾经帮助过俄克拉何马城爆炸与"9·11"事件受害者的心理治疗师与咨询师来说,是个令人困扰的新问题。尽管心理治疗师与咨询师在事发时并没有出现在被袭击的大厦内，但他们仍然体验着那些他们想要理解和帮助的当事人的群体创伤。因此，他们没有也无法像"常规"条件下的精神分析或心理治疗那样，和来访者保持同等程度的情感距离。这些患者与治疗师共享的现实会影响移情与反移情，而这又会导致进一步的共情，进而引起过度认同。

我想通过一个我曾参与过的项目来说明创伤的"横向"传递过程及其预防。伍斯特研究所计划于2000年10月20日举行首个关于丧失与创伤主题的会议。2000年12月3日是伍斯特冷藏库火灾一周年的纪念日，这场大火夺走了6名消防员的生命。两名流浪汉引发了这次大火，他们无意中打翻了一根蜡烛，自己无法扑灭大火，也没有报告火灾情况就逃离了。消防员不知道这两个流浪汉已经离开，他们勇敢地闯进大楼想搜寻这两个人，却徒劳无功。从历史上看，伍斯特冷藏库虽然长时间闲置，但它坐落于市中心，是一座巨型的纪念碑式的建筑物，几乎每个人都知道它，每天坐车都会经过那里。另外一些建筑物、死亡事件或者幸存者通常都不像它一样有这么多的象征意义，因此也很少被注意。从某种程度上讲，这场火灾是一种双重抛弃：首先是废弃的仓库建筑，其次是被社会遗弃但消防员试图营救的流浪汉。

2002年10月20日的会议致力于了解1999年12月3日发生的火灾，因此不管这个会议意味着什么，它都是灾难的一部分，也是对灾难的回应。而且，会议发言人和与会者正在重新解读此次火灾的故事。他们会问，从象征层面来说火灾持续了多长时间？我们如何处理灼烧生命的火灾？如何对待这种双重诱惑，即自己"成为"火灾的一部分和坚持认为自己在感情上没有被猛烈的火焰"灼伤"？

在此背景下，我开始关注会议本身的进程。事实证明，筹备委员会不仅是一个决策机构，还是多个群体活动过程的缩影。在筹备规划委员会的成员中，约10人每周都会举行一次午餐会（之后是每月一次），其中一次发生在2000年5月25日，时间大约为1小时15分钟。我通过电话远程参与了会议——电话放置在鸡肉沙拉和酸奶之间，这是委员会成员马乔里·卡恩（Marjorie Cahn）后来用电子邮件告诉我的。我们讨论了会议发言者、主题、研讨会和会议安排的顺序。会议进行将近一个小时后，有人注意到在整个会议的规划中，火灾本身都没有被直接地讨论过，甚至在先前的筹备会中也未被提及。另一位委员想知道我们应该何时何地提出这个问题，似乎认真讨论后勤工作的细节，比讨论火灾这个"烫手"的主题在感情上要更安全一些，但这个"烫手"的主题才是召开会议的真正原因。

我在遥远的俄克拉何马城办公室里，产生这样一种幻想——就像酗酒者或吸毒成瘾者的家庭会感受到的一样——会议桌子中间有一头巨象，每个人都知道它的存在，然而它是禁忌，会在情感上引起强烈的冲击，即使是在我们内部也不能谈论。这是每个人都"知道"的秘密，即使只是在无意识层面。在伍斯特，桌子中间的是那场大火，它比大象更危险，更具有毁灭性。有人在会议上提出了这个问题：我们如何谈论负面事件？一方面，我们试图回避它们，比如仅仅只讨论消防员的勇气与扑灭火灾的愿望；另一方面，我们又夸大火灾。我认为我的幻想也许是我们的恐惧，恐惧被大火所吞噬。自在地讨论火灾甚至是与火灾相关的话题是件很困难的事情，也许我们将之认同为一种试图控制火灾的方式，这样就不会被它灼伤。

电话会议接近尾声时，有人提出关于交流和综合的问题作为会议结束时的"总结"。接着另一个人又提到了咖啡和茶、评估、继续教育专题的介绍，并且认为会议总结是一个更加猛烈的与火相关的意象。我指出对于会议筹备者来说，追踪自己的意象与感受非常重要，因为它们镜映了各种隐喻和情感，这些隐喻和情感将会渗透整个伍斯特以及更远的地方。作为会议筹备委员会的成员，我们不仅要处理好会议进程推进中自己的阻抗，还要弄清楚筹备委员会的组织过程，这一过程本身就是会议的一部分。

简而言之，这就是人们——包括专家和非常善良的人——处理火灾和其他与火灾类似事件的方式，我们努力地去理解——努力本身也是理解的一部分。各行各业的助人者会无意识地深受灾难影响，因此直到灾难以某种方式发生，他们才会意识到灾难的存在。正如弗洛姆写道："任何谈论伍斯特火灾的人必须要应对被火灾'激活（heated up）'的问题。"此外，筹备委员会也体验着一种创伤，这种创伤呼应了温尼科特关于空虚体验（experience of emptiness）的观点，这种空虚体验是由"没什么事情发生时，可能有些事情……已经发生了"的感受引起的。筹备委员会的人在潜意识里期望最近发生的那场火灾会再次发生在他们当中，但事实并非如此。

我不得不进一步推测，将"我"（通过电话）置身于会议桌上的举动，既具有象征意义，又具有实践意义：这是一种希望将我置身于现场（人，营养物）的愿望，以对抗背景中巨大的丧失与悲痛。当我们谈到收集有关火灾的数据时，我们能够"收集"的重要数据不仅来自"他们"，也来自"我们"。最终，对真正的治愈的忠诚始于对灾难本身与人们的体验和描述的忠诚，这种忠诚的一部分属于观察者、临床医生或咨询师对自己的情感反应的忠诚，也就是对他人的反移情。在一个团体中，关注眼前现存的和缺失的事物，可以帮助预防无意识的创伤传递。我相信筹备委员会的经历能够说明，为了回避焦虑感和更深层次的湮灭幻想，创伤的这种横向传递是多么"容易"发生。

识别创伤在个体自身中的传递性

精神分析的所有理论和研究都发现，治疗师、研究者、学者的自我是理解和帮助他人的主要工具。在这一部分，我将介绍一种认知，即创伤在自身中传递的过程是研究和治疗创伤的一个重要组成部分。我承认自我分析有严重的局限性，在精神分析的二元对立体（psychoanalytic dyad）中，创伤首先是一种移情式活现（transferentially enacted），然后才被认识。然而，在自己身上发现创伤以及它带来的令人痛苦的感受，是发现它普遍存在于家庭、文化和历史中的一个必然步骤。

在早期的一篇论文中，我详细记录了从事以下研究对我个人情绪的影响，主要包括组织机构裁员、调整规模、重组、重整、去技能化、外包，以及所有被委婉地称为"社会管理变革"的常见企业形式。在方法论层面，继比昂之后，我会注意观察者的情绪反应（他／她的反移情），这有时是社会现实唯一可靠的衡量标准。在抽象的层面，反移情无非是思考我们如何进行思考，许多作者包括比昂（1959）、博耶（Boyer，1999）、波德尔（Podell，1997）、斯坦（Stern，1997）、伯克（Burke，1989）和劳伦斯（Lawrence，1997）都这么认为。一个人能够知道的与他在情感上能够承受的是不可分割的——首先得知道自己是谁，然后才能审视自己、他人及世界。

另外，我对工作场所创伤的研究始于对自己内心黑暗的研究，"将自己作为进入组织机构黑暗之旅的工具"——通常是在用犹太人大屠杀事件下的习惯用语，来表达秘密和恐惧。在20世纪90年代的中后期和21世纪早期，为了解美国大规模的、不断发展的组织机构改革，我曾做过观察员、咨询师、雇员和学者。有一段时间，我是俄克拉何马大学医院的内部裁员顾问。

在这些正式和非正式的角色中，个人体验让我深刻体会到裁员及其他相关方面的精神创伤。反过来，它教给我的远远不只对工作机构中创伤传递的看法。从弗洛伊德（1936）到奥格登（Ogden，1989），许多精神分析学家都将其病理学理论作为洞察力的渠道。自我观察者的病理学成为通往无意识的"康庄大道"，就像是病人的梦（Erikson，1964）。在本节，我从历史和文化角度提供一个自己的案例，而不仅仅只是个人和心理动力学角度，案例中我将描述自己体验现实丧失感（现实的虚幻）的经历。文化或组织中的员工、顾问和观察者的内部经验，为该文化（组织）自身提供了重要指导。我自己的创伤恢复也为群体创伤、创伤传递及创伤在我身上的表现提供了重要信息。

1998年3月，我正在为一部即将完成的书稿列出参考书目。目录最开始的一篇是《管理失败的人力成本：综合性医院的组织缩编》（The HUMAN Cost of a Management Failure: Organizational Downsizing at General Hospital，

1996)。本书由4个作者合著完成，我只记得其中的3位作者，即塞思·阿康（Seth Allcorn）、豪威尔·鲍姆（Howell Baum）和米歇尔·戴蒙德（Micheal Diamond）。在录入这些名字时，我觉得自己被恐惧压得喘不过气，好像马上就要死了。这种感觉非常可怕，"情绪"完全变成"躯体反应"。我迅速离开电脑，不假思索地拿起了电话打给米歇尔·戴蒙德。他是一个组织机构的顾问，也是一位精神分析取向的理论家，还是我的好朋友。他很快帮我完成了这个参考条目——我就是那个"失踪"的第4位作者，我自己消失了。我喘不过气来，请他帮忙分析到底是怎么回事。

我感到很疑惑，觉得这件事很"疯狂"。戴蒙德和我拼凑出的结论是，我暂时失去的记忆（一种脱离现实的悖论）恰好和我无法接受的现实相同：①我已经死了，至少是象征性的死了；②最近几年，我好几次几乎被辞退，我不断地自我改造和自我辩解，但这确实让我觉得自己在生命中不断地死去；③我觉得在某种程度上，或者在自己的某些方面，我已经消失了。甚至对我自己来说我已经死了、失踪了。到目前为止，我已经"成功地"逃离了这一切。

在另一个层次上，为了应对死亡边缘的生活和工作，我首先"杀死了自己"。这样一来，至少我能控制死亡的时刻和最后的行为，在最后一幕中，我可以毁掉我自己，执行最后的处决。我能够掌控自己被动受害的恐怖情境，主动成为针对自己的侵略者（Freud, 1920）。我从而把多年的工作压力和私下里犹太人被迫害的创伤归咎于自己。

在这个象征性的行为中，我实现并代表了一个组织机构的愿望：让彻底思考和工作的方式消失，并用一种否定的方式代替它（Erikson, 1968）。我个人的症状由我内在的机构组成。我是它的容器，是无法忍受的愿望、幻想和防御的体现。我成为隐喻中纳粹和犹太人的战场。象征性的死亡将会扼杀我无法忍受的对组织机构的认知。这是一个活生生的创伤传递实例，在工作组织机构的大规模变革下，我能够"利用"自己及自己获得的信息，来补充并深入感受更直接传统的学习方式。

我想简单地补充一个个人最近的例子，说明个体如何识别创伤传递的发生。事情的背景是俄克拉何马城爆炸事件十周年：2005年4月19日上午，我从约20千米外的家中开车前往俄克拉何马大学健康科学中心。我知道这天是爆炸事件十周年纪念日，会举行许多纪念仪式。我在驶出州际公路时发现出口被封锁了——这种安排相当合理，可以避免市中心交通堵塞，因为那里会聚集很多人——但我的反应却相当不"合理"。

我忽然感到一阵可怕的惊慌、心悸和冒汗，似乎有一种迫在眉睫的危险，必须努力集中注意力开车。我穿过几条小巷同时问自己："发生什么事了？"通过一系列联想，我意识到自己在当年爆炸发生后大约一个小时也走了相同的路线，遇到了很多路障。虽然我没有"理由"感到害怕，但事实上我正再次体验那时的痛苦。不知不觉中，我经历了文化层面的创伤传递。对我来说，在爆炸发生十年后的今天，感到沮丧是正常的，但感到恐惧却是反常的。这种巨大的危机感"告诉"我一些在情绪方面仍继续存在的东西。在理解自己的情绪反应之后，我能够冷静下来继续工作。很明显，我在重新体验——重新演绎——十年前应对恐怖主义行为时的那种恐惧感。我开始意识到创伤的传递是多么得隐秘和无意识。

"纵向"和"横向"同时发生的创伤传递

在本节中，我将讨论群体创伤纵向和横向同时传递的可能性，或者至少在同一时期存在同时传递。我的例子来自在美国无处不在的一种现象，这些现象被归类为"管理社会的变革"。从20世纪80年代中期开始，它们再令人熟悉不过了，几乎成了"解决"企业利润下滑必不可少的方法，其中包括缩编、调整规模、精简、去冗余（英国称之为集体解雇）、重组、重建、外包、去技能化和医疗保健管理。我在其他文献中也详细讨论了这些急性和慢性创伤

的文化心理学 (Uchitelle, 2006)。

此处我关注的重点在于个体被视为"废物"处置的体验和对即将被处置的期待。很多组织形式远非建立在理性和现实导向的决策基础上，而是自恋狂和虐待狂披着经济"底线"的外衣，在工作场所中做出的暴行。自20世纪80年代中期以来，美国文化的词汇中充满了商业用语 (business euphemisms)，目的是为了掩盖职场中无处不在的暴行。通过语言上的花招，心理暴力在烟幕弹的掩护下展现出来。这使得个人和团体的欺凌看起来既合理又必要，就好像在说"通过语言的魔力，针对个体的暴力被转化为良好的商业行为。因此，我们不必感到内疚或羞愧。"

我们都知道这些术语，但很可能已经习惯于不加批判地接受这些术语表面上的含义，而不是理解它们的实际内涵。我们很少直接说出"解雇"或是"开除"——直接表达会使暴力行为太明显——更常使用"冗余"这个词来表达员工存在的多余。在这些情况下，个体被视为可操纵的一次性物品或无生命的物体，仅仅代表一个"数字"。

侵略通常以"必要性"的伪装和语言表现出来。例如：我们通常说"消除冗余"或"精锐打磨"，以制造出一台"精致、刻薄的社会机器"，使这台社会机器更高产、更高效，成本更低。公司期望越来越少的人做越来越多的工作，期望提高生产力，进而获得更多利润。"不要成为一个牢骚满腹的人"，管理者会这样警告，"要庆幸你还有一份工作。"管理者和员工被看作是可任意使用的物品而不是有感情的人。高层管理层唯一考虑的是股东，他们能经常解雇（或承诺解雇）很多人，以便立即提高股票价值——尽管只是暂时的。问题在于，这种裁员方式成了企业高管和经理人的首要解决方案，而且往往是唯一解决方案。没有人是安全的，即便是最高层的管理人员也可能因股东一时的念头而被"辞退"。

这样的结果往往像是一个"厌食症组织"，由士气低落、缺乏热情、没有责任感的员工组成——个人的、制度化的欺凌最终会导致自我挫败。20多年来，证据表明"社会管理变革"会摧毁组织机构，但决策者仍然认为裁减职员或无休止地重组公司是首要选择。个体是否感到被迫害，迷茫或者毫无希望并不重要，为"拯救"公司做出牺牲才是最重要的。然而，个体为公司不断牺牲自己的行为也逐渐消失，因为公司本应拯救职员而不是裁减职员。

在这种工作氛围中，"横向"和"纵向"的创伤传递相当严重。新领导、新任中层管理人员以及新员工——他们中的许多人被以前的工作单位解雇了——很快就有新的故事和对新公司的忧虑及抱怨。虽然这些并没有出现在官方指南、公司宣传视频和员工手册中，但都是组织机构富有情感的生命和血液："在这边工作时感觉如何呢？"——裁员使新老员工都遭受创伤。为了提高公司工作效率，在工作和情感上"携手合作"，许多共事多年的工作小组被随意解散，小组成员也被解雇。

作为重建和重构的结果，由没有任何工作经验的人组成的工作团队，却被期待成为一台"运转良好的机器"。新员工没时间哀悼他们的丧失，唯一重要的事只剩在下一个截止日期前完成任务，人际关系也不重要。在较早时，秘书或管理人员有很大的价值，因为他们拥有机构联系人的名册或通讯录，他们"知道如何完成工作任务"。随着反复的解雇和重组，员工的人际关系变成了狭隘的"职务工作描述"中的内容。一个世纪之前，弗雷德里克·温斯洛·泰勒（Frederick Winslow Taylor）提出了"时间和运动"的观点，该观点在通用电气公司和金融界取得了"胜利"，个体在公司这一大型"机器"中只能机械化地工作（难怪"重组"和"重建"职场和职员具有如此强大的文化魅力）。

员工不仅在精神上遭受创伤，还将自己封闭在狭小的工作岗位中，希望"他们（管理者）看到我在努力工作，就会器重我，我就不会在下次裁员中被辞退了"。这些人不再将自己当作公司一员，而实际上是体制压迫下的"奴隶"。他们为了不被裁员而努力工作。许多员工开始编写"幸存者"的故事，例如："那些被裁掉的员工一定是做了错事，他们一定是不称职的员工。"短暂的哀悼会让他们在感情上远离那些已经离开的人，并与那些留下来或在未来被招募的员工建立起肤浅的关系。雇主和员工之间的"心理契约（psychological contract）"（Levinson，1962）被背叛、抹去，员工对彼此、管理层及公司的感情依恋和忠诚更少了，工作最初的意义不复存在了，更像"一份不起眼的劳动"。员工经常在工作的同时向外投递简历，所以他（她）可能在被解雇前就离开目前的岗位。创伤的纵向和横向传递既取决于个体说了什么和做了什么，也取决于个体没说什么和没做什么。沉默和冷漠在情感上有相近之处。

在这里，我要举两个简短的例子来说明过程的普遍性。第一个来自我在一次会议上与一位参会者的讨论，当时我正在做一个关于裁员的专题介绍，她用自己的经历肯定了我的观点，描述了她在20世纪90年代末接受一份新工作时的痛苦经历。当时，一位企业高管将所有新员工聚集在一处，向他们介绍公司的情况："不要以为你对公司来说是不可或缺的。外面有很多人渴望得到你的工作。设想一下用手指蘸一下碗里的水，然后将手指拿出来。我们公司就是那碗水，你的离开对公司来说没有什么损失。"参会者表示，高管所说的话和他用的可怕比喻让她不寒而栗。"这不是一个欢迎仪式，"她还说，"在正式开始工作前说这些就是一种威胁，这让我从一开始就觉得自己只是一个无名小卒"。不需要太多想象力，个体就能准确地感到被抛弃和毁灭的焦虑，而他们本来期盼的是从工作中获得保障。

第二个例子来自处理医院裁员事务的中层管理会议，一家医院从3500名员工中解雇了500人。员工们过去都很乐观，感觉在这里工作很好。但现在不乐观了。一位在护理管理部工作的老护士谈到了人事部的氛围——比医院其他部门更糟糕———种无奈、绝望、无能为力的感觉，让人想大声叫喊："不仅是那些被解雇的人……我也被影响了！"内部审计员可以通过电脑向负责裁员的上级管理委员会呈报数据，除了他以外，其他员工都没有得到加薪。"将他们赶出去""他们被裁员了"是我们感知到的全部信息。没有人因我们所做的工作得到任何报酬，甚至没有人称赞我们做的工作（我们进行了为期两周的"工作交流会"，为被裁员的小组提供支持和信息）。

第二个例子生动地展现了创伤在行动和记忆中的传递：被解雇的员工没有容身之地，同时那些留下来的"幸存者"则被迫保持沉默。裁员成了公司每个人都知道的秘密。

这两个例子或许可以解释1999年4月20日发生于科罗拉多州由迪伦·克勒博德（Dylan Klebold）和埃里克·哈里斯（Eric Harris）引发的枪击案。这个案件中，埃里克·哈里斯的父亲被一家石油和天然气公司解雇的事实，可能是代际创伤（纵向）传递的一个例子，正是这种创伤让他的儿子决定为父亲报仇。毕竟，家庭是人们第一次窥见救赎和复仇的意义及需求的场所。作为一个几乎无声的协议，一代人承担了"神圣职责"，填补父母一代的空缺——即使这并不一定和忠孝等同。人们可以想象，哈里斯和克勒博德家族的"寄存表征（deposited representation）"（Volkan，1997）和识别模式"唤起"埃里克和迪伦渴望能救赎父母那丧失了的、未实现的抱负。

我们不需要用"怪物"来制造"怪物"，这个怪物来自（代际）责任和义务，期望用未来赎回过去。我继续猜测：接过救赎火炬去赎回父母的孩子不会得到同伴的认可，而会成为一个被抛弃、被嘲笑的孩子。与此同时，这个孩子也会面临父母（和父母那代人）的愤怒和绝望。也许比成功更深层次的认同是失败（即便起初是成功的），毕竟枪击案最终不仅失败了，更是在最初欢乐的胜利后屈辱性的自我失败。

也许，哈里斯的家庭氛围和父亲被裁员的遭遇已经为他"预备"好了这个角色。这让我将埃里克的父亲与美国更广泛的职场情况联系起来，那些被解雇了的人感到恐慌，他们不仅仅只是失去了一份工作。就像重建一样，如果裁员是纯理性的（而不是强行合理化的）过程，那么仪式感就不会如此严重。个体强烈地感到，施虐的、残忍的行为是无法公开表达的。裁员、解雇和重组是粉饰现实的幌子，它们是恶化（degradation）和非人性化

(dehumanization)的仪式，也是必要的商业惯例。

数百万的美国员工象征着被剥夺权利的人，他们是"失踪者"，就像20世纪80年代阿根廷"肮脏战争"或被纳粹"运送"到死亡集中营的那些人。人人都知道这件事，但没人真的去了解，暴行已经被托词和否认所替代和掩盖（Suarez-Orozco，1990）。员工和领导都希望大家继续加倍努力——好像什么事也没发生过，没有任何的丧失——以保住自己的饭碗，提高生产力和盈利能力。员工变成物品而不是活生生的人，也将彼此变成无生命的、有功能的物品。

现在，如果这些工作场所的场景在美国上演——就像过去10多年一样——它们很可能产生强大的情感"残留"和共鸣（residues）。我推测，社区和家庭中最脆弱的人，应该是社会中那些具有流动性的专业人才，他们一般属于中上层阶级。哈里斯的父亲是一位地质学家，在经济繁荣时期（1978年）进入石油勘探行业，后来成为"经济大萧条"的牺牲品。

我的观点来自文化，但并不认为存在因果关系（比如，人们普遍认为经历了创伤性裁员和重组的家庭最有可能实施暴力）。相反，这是一种关于脆弱性、对未来的恐惧、对丧失的焦虑的争论，来自一个共同的社会困境和相互认同（Faludi，1999）。这些日常现实也许不会在人们吃饭或看电视时被讨论，但可以从提高的声调、阴沉的一瞥、可怕的沉默或者是不负责任的车祸中被推论。它们至少和电影、电视及流行游戏中的暴力一样显而易见，它们不像"是强制性抚养孩子"一类问题，更像是充满情感的，关于希望、恐惧、意义以及意义丧失和破坏的交流。

那件枪杀案并非不具备可怕的讽刺意味，在这里，我很感谢弗洛姆替我指出这点。学校把孩子分化成"热爱运动的男孩（jocks）"和"崇尚武力的男孩（Irenchcoat Warriors）"两个派别，双方都使对方失去人性，也在此过程中使自己失去人性。就像莎士比亚的悲剧《罗密欧与朱丽叶》（*Romeo and Juliet*）一样，暴力给每个人都带来丧失和悲伤，也使整个社会重新人性化。

反向创伤传递的可能性

在最后一节中，我有一个有悖常理的想法，即创伤纵向传递的方向可能与人们通常以为的相反——是从年轻人到年长者，在组织机构的工作场所中也是如此。这让我立即想到成年子女虐待父母的现象，例如第二次世界大战归来的美国士兵给家庭、社区和工作场所带来的新的解放思想和不可逆转的改变。同样，第一次世界大战归来的德国士兵，也给他们的家庭、社区和工作场所带来了英雄主义及令人绝望的战争故事。

近年来，校园枪击案的影响已经远远超过受枪击的校园的范围。我认为，为了理解这种创伤，人们必须设想创伤会向各个方向蔓延，包括从孩子传递给父母及祖父母。当然，在无情的裁员、去技术化和外包后，那些被"解雇"的员工会给下一任雇主和新的工作带来他们因创伤而生的痛苦、绝望、愤怒和悲痛，他们的阴郁（不信任、高度警觉、减弱的人际关系）会向各个方向传递。至少在心理上、组织上和临床上与人合作时，我们应该考虑创伤反向传递的可能。

结论

在本章中，我没有用单一画面来描绘创伤传递的过程和经历。相反，通过许多案例片段，我以一种马赛克拼凑的方式，描绘了创伤在个体之间的多种传递方式，探索了创伤可能发生的方向。这些例子进一步验证了创伤、丧失、哀悼或无法哀悼之间的密切关系，与那些更公开和被分析得更多的创伤经历相比，这些例子也证明了创伤传递的普遍性。只有当创伤的存在首先被识别和认可时，创伤的传递才能减少。只有当人们承认和接受创伤确实发生并值得哀悼，才可以对创伤感到悲伤，它的传递也才会停止。

参考文献

Allcorn, S., Baum, H., Diamond, M. A., & Stein, H. F. (1996). *The HUMAN Cost of a Management Failure: Organizational Downsizing at General Hospital.* Westport, CT: Quorum Books.

Apprey, M. (1993). The African-American experience: forced immigration and transgenerational trauma. *Mind and Human Interaction, 4:* 70-75.

Apprey, M. (1996). Broken lines, public memory, absent memory: Jewish and African Americans coming to terms with racism. *Mind and Human Interaction, 7:* 139-149.

Apprey, M. (1998). Reinventing the self in the face of received transgenerational hatred in the African American community. *Mind and Human Interaction, 9:* 30-37.

Apprey, M. (2000). From the horizon of evil to an ethic of responsibility. *Mind and Human Interaction, 11:*119-126.

Bion, W. R. (1959). *Experiences in Groups.* New York: Basic Books.

Bion, W. R. (1962). *Learning from Experience.* New York: Basic Books.

Boyer, L. B. (1999). *Countertransference and regression.* Northvale, NJ: Jason Aronson.

Brenner, I. (2001). *Dissociation of Trauma: Theory, Phenomenology, and Technique.* Madison, CT: International Universities Press.

Brenner, I. (2005). On genocidal persecution and resistance. *Mind and Human Interaction, 14:*18-34.

Davoine, F., & Gaudilliere, J-M. (2004). *History Beyond Trauma.* New York: Other Press.

Doka, K. J. (1989). *Disenfranchised Grief: Recognizing Hidden Sorrow.* Lanham, MD: Lexington Books.

Erikson, E. H. (1964). *Insight and Responsibility.* New York: Norton.

Erikson, E. H. (1968). *Identity: Youth and Crisis.* New York: Norton.

Faludi, S. (1999). *Stiffed: The Betrayal of the American Man.* New York: William Morrow.

Feld, S., & Basso, K. (Eds.) (1996). *Senses of Place.* Santa Fe: School of American Research.

Flynn, S. (2000). The perfect fire. *Esquire, 134*(1): 64-79, 129,131-133.

Freud, S. (1920g). *Beyond the Pleasure Principle. S.E., 18:* 7-64. London: Hogarth.

Freud, S. (1936a). A disturbance of memory on the Acropolis. *S.E., 22:* 239-248. London: Hogarth.

Fromm, M. G. (2006). Personal communication.

Fullilove, M. T. (1996). Psychiatric implications of displacement: contributions from the psychology of place. *American Journal of Psychiatry, 153:* 1516-1523.

Hollander, N. (1999). The individual and the transitional space of authoritarian society. *Mind and Human Interaction, 10:* 98-109.

Javors, I. (2000). Grief that dares not speak its name. *Clio's Psyche, 7:* 88-89.

Katz, M. (2003). Prisoners of Azkaban: understanding intergenerational transmission of trauma due to war and state terror. *Journal for the Psychoanalysis of Culture and Society, 8:* 200-207.

La Barre, W. (1946). Social cynosure and social structure. *Journal of Personality, 14:*169-183.

Laub, D., & Podell, D. (1997). Psychoanalytic listening to historical trauma: the conflict of knowing and the imperative to act. *Mind and Human Interaction, 8:* 245-260.

Lawrence, W. G. (1997). Centering of the Sphinx. Symposium: International Society for the Psychoanalytic Study of Organizations, Philadelphia, June.

Lawrence, W. G. (1999). Thinking as refracted in organizations—the finite and the infinite/the conscious and the unconscious. Symposium: International Society for the Psychoanalytic Study of Organizations, Toronto, Canada, June.

Levinson, H. (1962). *Men, Management, and Mental Health.* Cambridge, MA: Harvard University Press.

Marks, J. (2006). Federal workers face date to move. *The Oklahoman,* 10 April.

Ogden, T. (1989). *The Primitive Edge of Experience.* Northvale, NJ: Jason Aronson.

Ogden, T. (1997a). Reverie and interpretation. *Psychoanalytic Quarterly, 66:* 567-595.

Ogden, T. (1997b). Reverie and metaphor: some thoughts on how I work as a psychoanalyst. *International Journal of Psychoanalysis, 78:* 719-732.

Ritzer, G. (2000). *The McDonaldization of Society.* Thousand Oaks, CA: Sage.

Stein, H. (1998). *Euphemism, Spin, and the Crisis in Organizational Life.* Westport, CT: Quorum Books.

Stein, H. (2000). From countertransference to social theory: a study of Holocaust thinking in U.S. business disguise. *Ethos, 28:* 346-378.

Stein, H. (2001). *Nothing Personal, Just Business: A Guided Journey into Organizational Darkness.* Westport, CT: Quorum Books.

Stein, H. (2004). *Beneath the Crust of Culture.* New York: Rodopi.

Stein, H. F., & Hill, R. F. (Eds.) (1993). *The Culture of Oklahoma.* Norman: University of

Oklahoma Press.

Steinbeck, J. (1939). *The Grapes of Wrath.* New York: Penguin, 2002.

Stern, D. (1997). *Unformulated Experience: From Dissociation to Imagination in Psychoanalysis.* Mahwah, NJ: Analytic Press.

Suarez-Orozco, M. (1990). Speaking of the unspeakable: toward a psychosocial understanding of responses to terror. *Ethos, 18:* 353-383.

Tansey, M., & Burke, W. (1989). *Understanding Countertransference: From Countertransference to Empathy.* Hillsdale, NJ: Analytic Press.

Uchitelle, L. (2006). *The Disposable American: Layoffs and Their Consequences.* New York: Knopf.

Volkan, V. (1997). *Bloodlines: From Ethnic Pride to Ethnic Terrorism.* New York: Farrar, Straus and Giroux.

Volkan, V., Ast, G., & Greer, W. (2002). *The Third Reich in the Unconscious: Transgenerational Transmission and its Consequences.* New York: Brunner-Routledge.

Winnicott, D. W. (1974). Fear of breakdown. *International Review of Psycho-Analysis, 1:*103-107.

第十一章

家有英雄：消防员家庭中的创伤传递

凯文·凯利

2002年春天，消防员麦克和我都获得了一个生命中的新角色——我成为纽约消防局心理咨询服务部的心理医生，麦克成为我的来访者。他意识到，自己和其他同事一样，正在承受世贸中心倒塌事件带来的痛苦，但他说出了自己的矛盾心理："我知道我需要来这里，但是这并不是我来这里的原因，如果仅仅只是为了我自己，我会坚持不看心理医生。"他一再地解释，作为队里的"老人"，他深知年轻同事的精神受到了很大的创伤——"他们需要来这里，但除非他们看到我在这里才会来。这就是我为什么会在这里的原因。"

从那时起，我开始有机会从麦克和他的兄弟们（指同事）身上学习很多与创伤有关的知识，并观察创伤的传递方式。本章将呈现我的这些观察和理解，即一系列特殊事件发生后，创伤在一个基本同质的、独特的群体中传递。

纽约消防局、心理咨询服务部和世贸中心

纽约消防局（The New York City Fire Department，FDNY）拥有11400名在编消防员和2800名紧急医疗服务人员。心理咨询服务部（The Counseling

Services Unit，CSU）为该部门成员提供心理健康服务；在"9·11"事件发生前，心理咨询服务部有十几个非医学背景的心理治疗师和药物滥用咨询师，于曼哈顿下城的心理工作室提供咨询服务。他们大概一个月会见50个病例，进行一些心理评估工作，其中最常遇见的是酒精问题。

当飞机撞击世贸中心时，纽约消防局全员上岗，许多当值人员被派往现场，还有更多轮休的人自行前往现场。调查显示，第二栋高楼倒塌之际，已有500名纽约消防员到达现场，其中343名消防员于当天牺牲。更多的消防员在不久后到达，纽约消防局全体成员均参与了救援和恢复行动，一直持续到2002年5月。

恐怖袭击、大量死亡及令人恐惧的救援工作，都对幸存者的心理造成了严重的影响。几天之内，心理咨询服务部就不得不扩大服务范围，以满足迅速增长的需求。仅数月，心理咨询系统就在城市中心地带设立了6个咨询工作室，成员包括29名来自民间的心理健康专业人员、朋辈顾问（接受过心理健康培训的受伤或退休的消防员），以及精神科医生和心理治疗师志愿者，他们在消防站或者自己的心理工作室接待纽约消防局的工作人员。考虑到创伤的传递性，心理咨询服务部将服务的范围扩展到纽约消防局成员的家人及亲人。在之后的那几年，心理咨询服务部平均每月接待330个新病例。

我第一次接触纽约消防局时，是作为一名精神科医生志愿者，尽管我之前并没有与消防员打交道的经历，也没有创伤方面的专业知识。几个月之后，我受聘于心理咨询服务部，为来访者提供咨询，并负责督导、咨询和教育工作。本文基于我的经历，包括与600名来访者的直接接触，以及与纽约消防局、心理咨询服务部人员的讨论。我大部分的临床接触都很简短，包括了会诊、转介或药物管理工作。我直接接触了几十个家庭的成员及其重要他人（significant others），但文中有关创伤传递的影响的大部分信息，都来自消防员自己的报告。

消防站的文化

我们有必要概括消防员及其社会生活的背景，以了解他们是如何经历并交流创伤的；像所有针对大群体的其他描述一样，这会显得过于简单，并且会忽略一些例外情况，但以我的经验来看，下面这些观察通常是真实的。

尽管多年来为促进部门的多样性，纽约消防局做出了巨大努力，但在人口统计学上和族裔上依旧保持着同质性——仅有几百名非裔美国人以及43名女性（因为我在临床个案上见到的消防员都是男性，为了减少语义上的复杂，我将用男性化的方式指代她们）。绝大多数消防员是第一代或第二代爱尔兰和意大利裔青年，信奉天主教，属于曼哈顿周边地区的工人阶层。他们中的大多数都来自"消防员家庭"，即祖父、父亲、叔叔、兄弟也同样是消防员。消防员经常称呼彼此为"兄弟"——在许多时候，他们是真兄弟；几乎四分之一牺牲的消防员的父亲、儿子或者兄弟是局里的在岗或退休人员。

部落心态在这个群体中相当强烈和深厚也许并不令人意外。对同僚的忠诚是绝大多数消防员的核心心理特征，这种忠诚甚至能与对家庭的忠诚媲美。就像战争中的士兵一样，在火灾中消防队员的生命实际上是互相依赖的。他们对自己作为专业救援人员的身份非常自豪，对任何心理需求或软弱的表达不屑一顾。

这种态度导致消防员与其家庭成员的关系有一个奇妙的悖论。一个图标很好地阐释了这一点——一个健壮的消防员抱着一个孩子跑到安全地带：他们经常深度参与孩子的生活——消防员这份工作的吸引力之一在于，与其他父亲的日程安排相比，他们能有更多的时间和孩子待在一起。在非工作日，很多消防员会担任孩子球队的教练，来保持愉悦、享受快乐。有些矛盾的是，一方面"成为男子气概的典范"是其根深蒂固的身份刻板印象，另一方面他们毫无束缚地沉溺于传统的母性活动中，经常自豪地形容自己为"男妈妈

（Mr. Mom）"。

同时，保护的态度又经常使消防员与家人之间产生一些距离。消防员的日常工作会暴露在危险和恐怖之中，他们会与"兄弟"一起分享这种体验，而不是与家人分享。消防员不愿意和妻子或孩子讨论工作的可怕细节及工作中的情绪，他们坚信自己应当使家庭免于这些害怕和恐惧。但实际上，家人对于他们的工作的危险程度都很清楚，父亲的沉默反而会加剧母子害怕的感受，并且有疏离感。

一个消防员称消防站为"迷失男孩的地盘（The Land of the Lost Boys）"，这个称呼部分地阐述了这些主题。"彼得·潘和他的伙伴"的说法描述了一群处于潜伏期阶段的男性，他们勇敢地与危险斗争，公然拒绝服从成年人的行为准则，但这一虚张声势也是为了抵抗令人痛苦的恐惧——那种随时可能永久地离开家人和家庭的恐惧。

"9·11"事件后的应激及其障碍

世贸中心的倒塌给消防队员造成了各种创伤。创伤后应激障碍的诊断来源于军事精神病学，在历史上被认为是遭受人身危险的结果，在战斗中以攻击、虐待或濒死体验（near-death experience）的形式出现。但是纽约消防局的经历提供了一个天然的实验场所，可以让我们挑战这种理解。世贸中心的毁灭是如此彻底，仅有150名消防员从鬼门关逃脱。在这些幸存者中，有许多人不仅身体遭受了严重的伤害，而且心理也有严重的创伤，但纽约消防局成员患创伤后应激障碍的比例却是亲历倒塌现场人数的好几倍。因此对大多数人来说，患上突发性创伤必定包含了某些遭受直接人身危险之外的因素。

当然，大面积的突发死亡——绝大多数死者还是健康的年轻人——加剧了创伤效应。当时在纽约消防局工作的人私下都可能认识一些受害者，甚至与死者私交甚好。意料之中，这种普遍的创伤性悲痛往往伴随着强烈的作为幸存者的负罪感。在现场的消防员都会问自己"为什么是我活下来了？"当然，真实的答案通常是"纯靠运气"，但接受这个事实的同时，也意味着要接受个体在面对随机的死亡和毁灭时彻底的无助。对很多人来说，"能够做些事情来改变结果"的这种无所不能的幻想会使自己好受一些，即使也会随之产生内疚感。一名男子简单地解释说，他不愿接受对自己精神痛苦的帮助："我就应该感觉糟透了——毕竟我还活着。"

除了人身危险、创伤性悲伤和幸存者负罪感，与承受创伤的消防员的谈话表明，以往的创伤研究也许低估心理痛苦的另一个重要来源。在"9·11"事件发生后的几个月，所有纽约消防局的成员都在"废墟堆"上工作，起初是希望能够营救出幸存者，后来是为了收殓残骸。在最开始时，往往需要肢解躯体才能将其从废墟中分离出来，而后期的工作则涉及搬运高度腐烂的尸体或残肢。责任感和忠诚感迫使消防员带着强烈的奉献精神坚守岗位，直到检查并搬运完能找到的最后一部分残骸。但是无论在心理上还是在生理上，这都对他们的健康和幸福造成了巨大的损害。当被说服开始讨论创伤性的噩梦和闪回时，他们通常会描述救援工作时看见的可怕画面。因此，恐惧也是创伤性压力的主要来源之一，至少和危险、悲伤、内疚具有同样的病理机制。

在这里，"恐惧"一词指个体直接接触到人体残骸时的自发主观反应，对于在世贸中心倒塌现场工作的消防员来说这再平常不过。当然，这种经历对消防员来说是很熟悉的，但是世贸中心的情况非同寻常，因为人员伤亡者众多，完成救援工作需要很长时间，而且救援人员往往认识其中很多死者。尽管营救人员有意识地在搜寻尸体，知晓尸体可能支离破碎、高度腐烂，也热切地希望找到遗骸，但仍然无法在心理上做好准备。因此每一次发现新的残骸都会是个意外事件，产生创伤性的影响。

面对面地接触烧伤、毁容或肢解的人体的经历，和对残缺肢体最原始的不安感产生了共鸣。因为情感中心与嗅觉神经联系紧密，所以嗅觉体验会产生比视觉体验更不安的影响。事实上，很多消防员报告说，即使很多年以后，任何使他们想起"那种气味"的东西都能瞬间唤起世贸中心的经历。但除了看到尸体和嗅到尸体的气味外，无论尸体的烧伤和腐烂程度如何，消防员还必须处理它们，也要以尊重的态度对待，这"违背"了人类最原始的对于残缺肢体的厌恶。

这种令人极度不安的经历在几个月里反复出现，使得个体感觉自己发生了根本性的变化，不再能和没有相同经历的人自由地交谈。消防员深知这些创伤性的画面是多么令人不安，也无法想象自己将这些经历带给家人，不允许自己在家庭中谈论它们。同时，他们也最不情愿和战友谈论这些，因为害怕这会显得自己软弱，害怕再次激活创伤。因此，他们发现自己必须独自面对一项不可能完成的任务——要么努力消化这种经历，要么努力忘记它。

在我所见过的数百个病例中，创伤后应激障碍的症状惊人地相似——也许是因为这些来访者的背景和经历有相似之处。我已经学会了识别和预测每一个具体症状的三个基本临床元素：失眠、易怒和退缩。来访者经常谈到中期失眠症（middle insomnia），典型的抱怨是"我本来睡得好好的，但两三个小时之后就会突然惊醒，然后整晚辗转反侧"。这种惊醒经常是突然性的，有时候会由难以忘怀的噩梦引起的，噩梦的内容明显与世贸中心的经历相关。他们还谈到一种非常典型的自我敌对情绪（ego-dystonic hostility），其特征是突然爆发的愤怒，即使那时来访者也觉得这是不理智和不符合常理的，与自己性格不相符，但他无力控制。最后，这些曾经爱交际的消防员在与朋友及家人的交往中表现出明显的"退缩"行为。他们宁愿单独待在家，也不愿意出去参加社交活动。他们避开体育运动、家庭活动和社交聚会（这种退缩模式的一个意外后果是酒精滥用减少了，因为对于绝大多数消防员来说，饮酒属于社交活动）。这些症状，尤其是易怒和退缩，在消防员将创伤传递给家人方面起着核心作用。

创伤如何传递给家庭

虽然消防员的孩子和重要他人没有在"9·11"事件中丧生，但他们感受到了这个事件及其余波的创伤性影响，并以不同的方式体验了传递下来的创伤。最明显的是，家人一直担心日常工作中消防员的生命安全，但由于社会普遍的风气禁止人们表达恐惧，这种恐惧就变得更加急迫和明显。孩子看到电视上随处可见的倒塌景象，知道父母的亲友也死在那儿，就会发现遵守无言的要求——否认恐惧——会比以前更加艰难。在很多个案中，妻子不愿意或者不能和这种沉默共谋，她们敦促丈夫辞掉消防工作。这种公开的态度可能比否认恐惧更少导致心理疾病，但会产生另一种形式的压力，因为丈夫会在对工作和兄弟的忠诚与对家庭的责任之间摇摆不定，左右为难。这种冲突往往是消防员向心理咨询服务部提交报告的诱因。

努力应对这些风险是消防员生活中长期且不可避免的事实。此外，家人还要应对消防员身体和心理上的负面变化。在"9·11"事件后的很长一段时间，消防员全身心投入到救援及重建工作中，几乎不曾回家。在家的时候，他们不是在补眠，就是为返回"废墟堆"而心神不宁。一个消防员的女儿在"9·11"事件后不久出生，当他的儿子3年后出生时，他反应强烈，第一次意识到自己错过了女儿生命的第一年。

对很多消防员来说，重建工作以及通过找到尸体或者残骸来"结束工作"的幻想支撑着他们熬过了好几个月，但实际上找到的尸体数量仅仅是遇难者人数的三分之一。当这项工作接近尾声时，心理反应的另一个阶段就随之开始了。也就是在这时，创伤后应激障碍的所有症状开始显现，消防员在身体上与家人团聚，心理上却变得孤僻。保护家人的想法加上退缩的倾向，导致消防员即使待在在家里，也避免与家人接触。家人会经常感受到消防员的这种缺席，似乎她们的丈夫、父亲也随着其在"9·11"事件中丧生的兄弟们一起去世了。的确，在退缩行为的背后，很有可能是消防队员对死者的无意识认同。

矛盾的是，创伤后应激障碍的全部临床表现既包括"唤起"，也包括"回避"，后者是由于来访者努力逃避伴随前者出现的痛苦而产生的。在这个人群中，"回避"表现为社交退缩，"唤起"表现为易激惹。受过创伤的消防员常常会说，他们很容易对陌生人和亲人突然发怒。对陌生人的愤怒可能更危险一些，但对所爱之人发怒会使来访者更加痛苦。尽管不愿意寻求治疗，但最终使他们来就诊的症状通常是"拿孩子出气（taking it out on the kids）"或者"大发脾气"。有一个消防员准确地说出这种自我矛盾行为的特点，他描述自己为"家里彻头彻尾的混蛋"。

在其他情况下，消防员的反应表现为对家庭幸福的过度警惕和适得其反的担忧。一位时刻准备应对灾难的消防员坚信纽约不可避免地要面临另外一场袭击，并决定移居到西北的一个乡村地区去。他的孩子反对离开原来的学校和朋友，孩子们的意愿和父亲对家人安全状况的恐惧之间的冲突让消防员不知所措，他卖掉了房子，然而又没有买到新的房子，最后不得不在亲戚家住上几个月。还有一个负责用无线电和消防员联系的调度员，当时和很多消防员进行了最后的对话。他变得非常恐惧会有入侵者，以致失魂落魄，在供孩子玩乐的后院里装上了很多明亮的电灯和监控摄像机。刚开始孩子们还觉得新奇好玩，但很快他们就内化了父亲的恐惧，不再去外边玩了。在这种情况下，孩子们的行为可以解释为无意识地认同了受创伤的父亲，但一个更直接、更令人信服的解释，可能是父母的怪异行为给孩子带来的创伤性影响。

因此，在这些家庭中，孩子觉得父亲是不安的、捉摸不透的。那个曾经兴高采烈地参与孩子们活动的父亲可能已经消失好几个月了。即使父亲回来后，也更多是孤零零地缩在一边。即使他能够走出来，也可能变得对孩子的安危过度担心和关切，并且会突然发脾气。当他出去工作时，孩子们既痛苦又无法摆脱这样的恐惧——父亲可能不会活着回来——这又会引发孩子更紧迫的担心。

除了受到父亲古怪行为的直接影响外，孩子还可能因父母关系的破裂而遭受进一步精神创伤。丈夫的易怒和退缩常常让妻子无法忍受，很多抑郁的妻子来到咨询服务部，她们在心理上远离了丈夫。有一些消防员通过婚外情来应对创伤，可能是为了抗衡痛苦，或者因妻子无力建设性地回应自己。在一些情况下，这些冲突会导致离婚；在另一些情况下，夫妻依旧生活在一起，但是生活充满矛盾和冲突。无论是哪种情况，孩子们都可能因此受苦。

下一代的拯救

尽管遭受了巨大的创伤，消防员通常是一个坚韧的、有复原力的群体。他们非常抗拒心理治疗，但一旦迈出了第一步，治疗通常都坚持得很好。在许多方面，消防员的下一代为他们提供了克服治疗阻抗和适应生活变化所必需的动力。

一个事实也许很令人惊讶：在这个群体中，自杀想法并不是显著的特征，即使他们正在遭受严重的痛苦。这可能部分是宗教信仰的结果，部分是幸存者负罪感造成的自相矛盾——那些没有死在世贸中心的消防员在意识层面觉得自己不配加入逝去的英雄之列，而应该继续活着受苦。但是最常见的不自杀理由通常是"我决不会留孩子一人"。事实上，许多消防员找到了令其满意的方式来应对丧亲之痛和内疚之情，那就是成为死去兄弟的子女的"代理父亲（surrogate fathers）"。

因此，他们自己的孩子，以及那些父亲去世的孩子，给消防员提供了继续活下去的理由，并有机会对创伤做出适应性反应。此外，如上文所述，意识到自己的症状正在给子女造成痛苦，往往是其最终克服巨大阻抗的因素。咨询中使用精神药物的建议往往会遇到额外的阻抗，这个情况下也是如此。

消防员和孩子的依恋关系能推动治疗的进展，他们的自我形象建立在"救助他人的坚强形象"之上，也因而不喜欢接受针对心理疾病的处方药物。然而，医生可以强调消防员身上的父母责任："我确信你是对的，你并不需要这些，如果只是考虑你自己的话，你能坚持下去。但是你还有其他人要考虑，你知道的，孩子受你的易怒和退缩的影响有多大，是他们需要你最大程度地接受这些药物。"

这一说法呼应了迈克为年轻人树立榜样的言论。榜样是很重要的，很多年长的消防员在"9·11"事件后被迫退休——主要因为暴露在有毒粉尘下所致的肺部疾病——其中一些人已经找到了一个有意义的第二职业，即担任朋辈顾问。他们表示出对心理健康治疗的接受和对其价值的肯定，给消防行业的下一代做了榜样。

其他退休的人发现他们对于扮演"男妈妈"（Mr. Mom）的角色很满意。这些男人很乐意当一名消防员，即使能得到残疾补偿金，他们也不愿意退休。但是当家庭环境允许他们成为全职父亲时，这种转变就变得可以接受，甚至很受欢迎。

当最终在某种程度上获得了一些对创伤的掌控感时，他们的态度改变往往会带来一种不同的、更具建设性的育儿方式。迈克是被埋在废墟中的人之一，他在家里待了几个月才恢复过来。他回忆说，当第一天返回工作时，5岁的女儿表现出明显的担心，并询问她是否帮得上忙。他的第一反应就是保护孩子——就像他过去所做的一样——向她保证不需要担心，消防员能够处理好任何事情。

"但是，"他解释道，"有什么在告诉我这不是正确的反应。所以，我换了个说法'有一些事情你是可以做的。你可以给我一个大大的拥抱，然后我会将你的拥抱带到消防站，将它传递给其他伙计们。这样的话，所有人都能感觉好一些'。"对小女儿能够有效地帮助他以及兄弟们的肯定，似乎比"9·11"事件之前普遍存在的保护性否认能更好地安抚女儿。

参考文献

Greene, P., Kane, D., Christ, G., Lynch, S., & Corrigan, M. (2006). *FDNY Crisis Counseling: Innovative Responses to 911 Firefighters, Families and Communities*. Hoboken, NJ: John Wiley.

McCarroll, J., Ursano, R., Fullerton, C., Oates, G., Ventis, W., Friedman, H., Shean, G., & Wright, K. (1995). Gruesomeness, emotional attachment, and personal threat: dimensions of the anticipated stress of body recovery. *Journal of Trauma Stress, 8*:343-349.

第十二章

后记：迷失与找寻

M. 杰拉德·弗洛姆

"早已逝去的人仍然存在于我们心中，作为天性、命运的负担、低语的鲜血，以及从时间深处升起的形象。"

（Rilke，1945）

以诗人里尔克（Rilke）的这句话作为开篇，简·方达（Jane Fonda）开启了自传中的一个关键章节。在这一章中，她讲述了自己情绪上的迷失——直到后来她才意识到这来自母亲生命中的创伤。以好莱坞和百老汇为背景，故事讲述了两个陷入困境的人在一个不可思议的、令人兴奋的环境下建立的一段非常糟糕的婚姻。亨利·方达（Henry Fonda）深受他活泼得像个假小子一样的女儿简·方达爱戴，但是由于自己父亲的影响，亨利·方达一直郁郁寡欢、脾气暴躁、阴郁沉闷。

当简还是一个小女孩时，她眼中的母亲弗朗西丝·方达（Frances Fonda）矛盾复杂。母亲时而甜美可爱，时而痛苦难堪，无法给自己的丈夫幸福。尽管卑微地做了很多努力和尝试，但是她的婚姻关系仍然不断恶化并最终破裂。她变得抑郁，陷入迷茫，对自己和孩子都丧失兴趣。随后，母亲被送到精神病院住院治疗，但病情没有明显好转，自杀倾向也越来越强。在一名护士的陪同下，母亲回到了在康涅狄格州西北部的家中。她从浴室拿了一片剃须刀片藏起来，并于一个月后的生日——本将于那天重返医院——用刀片割破了自己的喉咙。

当母亲最后一次回家时，正在楼上和哥哥玩耍的简被叫来迎接母亲。简表现出一种愤怒的情绪——现在我们知道那是回避型依恋的愤怒——完全拒绝承认母亲的存在。后来，她描述了另一次家人叫她时所经历的思想斗争：

> 当时课上到一半，桌上的电话响了。爸爸告诉接电话的人让我马上回家，但是我却在拖延时间。我不断停下脚步观察肮脏车道上那些死掉的虫子。
>
> 当我全神贯注观察那些虫子时，我的行为传递了另一种无意识的想法："我可以在内心深处某个不受控制的地方，保留关于其他部分的秘密，我知道将会发生什么。"

简·方达的母亲在自杀的前一年养成了一种新的爱好，一种摆弄并杀死虫子的嗜好。这本书的开篇讲述了母亲是如何小心翼翼地拧开瓶盖——那里面放着她从草丛中捉回来的蝴蝶——用乙醚麻醉它，然后用镊子一点点地按压它白色的躯干。她在住院期间也悄悄进行着这项活动。简也发现自己在那段时间会频繁地进出医院，要么是因为耳部感染，要么是骨折。

同一年，母亲向11岁的女儿展示了自己整形后的乳房，她用指甲剪剪断她的头发，穿着睡袍在朋友的公寓外游荡。而简也穿着睡袍走在路上，被同样的噩梦驱使：

> 我走错了房间，急切地想要回到自己应该待的地方。天又黑又冷，我一直找不到门。在睡觉时，我会移动卧室里的大件家具，试

图找到出去的路……

当然，我们可以从多个视角理解这个梦。在某种程度上，这可能表达了女儿深爱父亲，对举止得体的母亲充满了竞争和仇恨，是一种既害怕又愧疚的俄狄浦斯情结。但它也有可能代表着一种传递丧失的强烈体验，感到被关在错误的地方，孤独而害怕。简梦见她的母亲渴望找到一个出口，这不仅是孩子因父母的痛苦而痛苦，同时也是孩子对父母痛苦的强烈认同。而在这种情况下，他们的任务——艰难地逃出去——也许是父母和孩子共同面对的。简·方达开始感到"试图找到出路"是她一生都要面对的任务，她也感到找到出路的一个不太可能的时刻——和治疗母亲的精神病院有关。

在母亲去世很多年后，成年的简·方达向精神病医院提出申请，得到了母亲的治疗记录。"打开那个厚厚的信封时，我一个人在旅馆房间里……当看到那个标题——'弗朗西斯·方达的治疗记录'，我感到无法呼吸，只能爬到床上去……我的身体开始颤抖。"这个场景唤起了曾经和母亲一起蜷缩在床上的甜蜜回忆，尽管在床上也曾有过很多噩梦，她还是从床上"跑"了出来，从对母亲困境的可怕认同中跑了出来。如果孩子幸运地拥有良好的早期发展，床会是他们第一批抱持环境（holding environments）之一，床有着母亲提供的安全感，孩子可以感到安全和放松，能梦到需要讲给自己的"故事"。简回到床上，希望这种抱持能给她力量去面对一个不同的"睡前故事"，一个真实的故事——就好像那些会吓到小孩子的童话故事一样。这个故事激励简："了解潜在的你，这样噩梦不会变成现实。"

在这些医疗记录里，简·方达第一次发现了一些她不知道但却感受到"命中注定"的事——不论是母亲的童年时期，还是她的人生轨迹。例如，她的母亲在小女孩时就被性骚扰过；在孩提时代就被自己精神错乱的父亲监禁过；外婆更关心母亲体弱多病的妹妹而不是母亲自己，并且妹妹的名字也叫简。因此，母亲的妹妹因一种疾病失去她的母亲，简则让母亲不断关注自己的疾病，想通过这种方式获得母亲的关心。她也梦见自己被囚禁在一个错误的房间里。

也许最重要的是，成年后的简意识到，即使理智和记忆不知道母亲经历了什么，但她的身体知道母亲所经历的性骚扰，而这也反映在她自己的性关系中。令她感到吃惊的是，自己不仅在那些虚构的电影故事中扮演有权有势男人的性监禁对象，现实中也对此有着迷并执着："过去十年里我一直不知道为什么自己会这样，直到现在我才知道为什么要研究性虐待对儿童的影响"。简·方达在1995年成立了"格鲁吉亚未成年早孕保护运动"组织，试图说明儿童早期的性虐待和早孕之间的关系。

古尔德博士讲述了他作为美国犹太人大屠杀事件博物馆顾问的经历，那时发生类似这样的事情：老人穿着一件皱巴巴的夹克，走到服务台前，递给接待员一个盒子说："你能帮我保管这个吗？（Will you hold this for me?）"盒子里装着老人从身上取下的一块带着文身的皮肤，这是从集中营被释放出来时割下来的，已经独自保存了50年。"我马上要死了，也从没有告诉过家人这些事情，并且也不希望他们知道，"他说："你能帮我保管吗？"

这是一个关于"抱持环境（holding environment）"最不寻常的定义，但也是一个关键的定义。由于这些遭受创伤的人无法接受自己的经历，使得这种经历只能以某种形式存在于他或她的家庭之外。同时由于这部分经历在这样的家庭中既无法被接纳，也无法被消解，因此它依赖也需要一个机构来保存其客体、所附带的情感，以及不断演变的社会叙事——受创伤的人可能会将自己的经历带入这些叙事中。犹太人大屠杀事件博物馆为这些幸存者以及他们的家人提供了这类服务。而当简·方达试图揭开她母亲生活中的劫难时，精神病医院的病历为她提供了同样的功能。

作为孩子，简·方达有对于母亲创伤的直觉，甚至是预感。她在书中写道："它吓到我了，然后我逃开了。现在作为成人，我可以把它看作是她的故事，而不是我的故事。""我花了太多的精力，抹掉了生命中代表母亲的一切。

这已经造成了巨大的损失。""我很早就感到自己身心分离，并且花了生命中大部分时间去寻找回家的路。""谨以此书献给我的母亲，标记着另一个转折点……"。

简·方达笔下的这位"早已逝去"的人，她"低语的鲜血"却带来了"命运的负担"，并且是"一种从时间深处升起的形象"。这是一个令人信服的例子，展现了在创伤的传递中迷失了自己的简·方达。她的自传是在家人、朋友、治疗师的帮助下找到自我的故事——一些故事被保存下来，一些却常常被掩埋在精神病记录之下。这也再次提醒心理健康专业的从业人员，临床心理工作与传记密切相关，它记录了非常隐私的、神圣的历史，这些历史都被社会排除在外（Davoine & Gaudilliere，2004）。

代际创伤意味着不可避免的分离——"这是她的故事，不是我的"——而不再是否认。实际上，这打开了一扇新的大门，里面包含着悲伤，也带有尊重的怜悯，以及对个体真正的理解。而个体决定了要如何看待自己，这也是创伤代际传递的源头。正如简·方达所领悟的，对他人的抹杀也抹杀了自我。在她的案例中，这使她失去了与自己身体共处的能力。对于前面提到的梦见自己被关在错误的房间里，绝望地想要找到出路的孩子，简·方达的自白令人印象深刻：由于创伤代际传递所带来的恐惧，她与自己的身体分离，而现在她"回来了"。她能够做到这点，是因为她意识到"与身体分离"其实是一种代际创伤的传递，就好像母亲给她展示自己整形后的乳房，这是母亲与自己身体分离的众多标志之一。母亲的身体从童年时起就开始分离，并且曾经试图用这个分离的身体所提供的功能来维系她的婚姻。

简·方达也完成了"标记"，她在纸上书写传记，最后这成了一本书。她说，自己对母亲的致辞"标志"着一个转折点——她在找回母亲的过程中也找回了自己。因此，创伤的代际传递走向了最深刻的终点：将情感真理铭刻在世世代代的叙事中，当表达对上一代人的尊重时，下一代人也就释怀了。

参考文献

Davoine, F., & Gaudilliere, J-M. (2004). *History Beyond Trauma*. New York: Other Press.

Fonda, J. (2005). *My Life So Far*. New York: Random House.

Gould, L. (2002). Managing depressive anxieties: consulting to the United States Holocaust Memorial Museum. Presentation given at the Austen Riggs Center, 11 January.

Rilke, R. M. (1945). *Letters to a Young Poet*. Mineola, New York: Dover, 2002.

Winnicott, D. W. (1965). The theory of the parent-infant relationship. In: *The Maturational Processes and the Facilitating Environment* (pp. 37-55). New York: International Universities Press.